I0274659

Word Surge
Medical Terminology ™

Word Surge Medical Terminology
www.wordsurgemedical.com
Print ISBN: 979-8-218-48946-5

debra

because the cost of doing nothing is too great

When you buy a book, you are helping families care for their son or daughter with EB. Proceeds will go towards the debra of America foundation who directly supply individuals with EB the wound care supplies they need to live a more comfortable and healthy life. debra of America also provides education, advocacy, support, and additional services to all individuals living with EB.

What is EB?

Epidermolysis Bullosa (EB), also known as the butterfly skin, is a rare genetic skin condition causing the skin to be more fragile and easily blister or tear from the slightest amount of friction or trauma. Individuals, *like myself*, are missing a protein in the skin that acts as the glue between the layers of skin. It is important to know that every individual with EB is affected differently.

To learn more about EB, visit the website at www.debra.org.

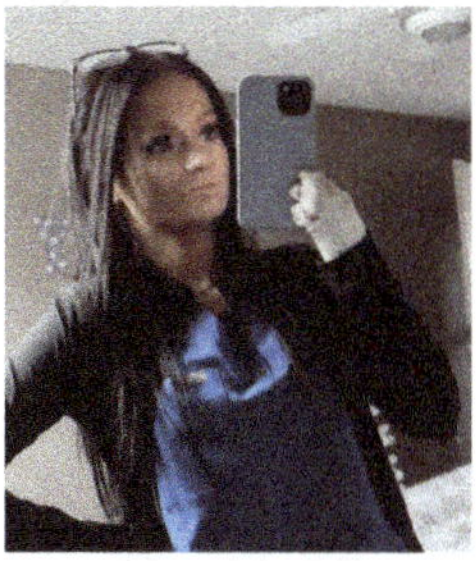

Elisabeth

A.A. Multimedia Graphic Design, Class of 2016
B.S. Psychology, Penn State Class of 2023

Hello! My name is Elisabeth and I have created this book of word searches to help you learn medical terminology in the most fun and engaging way possible. I got the idea when I was taking a medical terminology class and thought how cool it would be to find a book of word searches to help me learn the medical prefixes, suffixes, and root words. I searched for one, but couldn't seem to find one specific to helping me learn and connect words with their meanings. After graduating and completing the MCAT, I revisited this idea and began creating my own medical terminology word search book.

How can this work?
This utilizes active learning methods to help you effectively remember some of the most complex words in medicine. Our memory works by encoding, storing, and retrieving information. We store information in short-term memory and then long-term memory. Short-term memory lasts up to 15 to 30 seconds, and the goal is to get these medical terms and meanings into long-term memory. As you constantly repeat each term in your head (by searching for the word in the puzzle), the goal is to push it into long-term memory, simply because it will take you longer than 30 seconds to find a word and its meaning.

I hope you enjoy this book just as much as I have enjoyed making it!

Directions

Completing the *Word Search Puzzles*

The left hand pages contain the list of root words and their meanings. On the right hand pages, you will find each root word and its meaning in their corresponding puzzles.

Root words can be found in the puzzle towards the top (superior) of the page and their meanings can be found in the puzzle towards the bottom (inferior).

ALL words (except those in parenthesis) can be found, including words that show up twice on the left hand pages. You will find words going down, across- left to right, and diagonal to the right.

Completing the *Crossword Puzzles*

After finishing each word search puzzle, you will be able to test your knowledge on the following pages containing crossword puzzles. You can check your answers by referring back to the last word search to find the root words matched up with their meanings.

Table of Contents

ROOTS & MEANINGS

Prefix

an	without
ante	before
anti	against
bi	double
co	together
con	
com	
de	down
di	twice
extra	outside of
extro	
hemi	half
semi	
hyper	above
	excessive
hypo	below
	deficient

infra	beneath
inter	between
intra	within
intro	into
macro	large
micr	tiny
micro	
post	following
	behind
pro	before
pre	preceding
retro	behind
trans	through
	across
tri	three
ultra	excessive
	beyond

WORDSEARCH PUZZLE

Prefix

t o m i n f r a p o a n s t u p o s t s e s o a f t
a s p e n e a s u t n e f c g b b e e a f t m i c r
n a e n e h a n d t r o r o o e a t t d o w g n r g
u n o m r e t n s o p a a m o h x a w a n i e t a e
l h u e i s e s t d u j n i d r e t r o n g a e t i
t g g a s a f t a i m o a s e n k e e p s e n r h n
r c o n b d o w b e i b o o n e h e m i b n r a o h
a n n t a u d e m i c c r n h s t x g y e l a p o t
n g s e a c s i n t r o d a t y a t o r f m p u r r
s e t o x y t n o s o e b b e e p r i s e s a e y e
b n a t e t s h u d a t e a t t r o n a b t i c r u
e l h y p e r g g t r i h x a w o n g d i w e e r n
f o t r a f y a s u l t a i n t r a s m c a t o p o

Prefix Meanings

t b e n e a t h n d a n b e l o w f i n g e t r e e
e h a t g i u d a x e u r t a c r o s s e x r a p t
a t e w i t h o u t d f g e r i e y o b n c e o t w
b g d f n n s u s f o o i h g v e e x e l e i s r t
o u a w t o y b e o t g r c e e h a l f o s c o a h
v n n i o n y l i l b b e e i n d s c o w s e u i r
e t d t n b e e n l e a t t n e g b c r d i o t n o
o b r h e s p r e o h x a w h f n d e e o v r s h u
s e s i x c t a u w i c s i g e m t o y r e a i g g
a f t n t h r e e i n e s c o h r s s i o u e d o h
d o w n g t a s s n d v b e t w e e n n u n a e n s
p r e c e d i n g g t s g o o t m n e a s u d o b n
t e s s e x c e s s i v e r o u b e h i n d s f t s

TEST YOUR KNOWLEDGE

Prefix

Test what you learned from the previous word search puzzle. If you get stuck, refer back to the last word search to find the root word meanings.

Down

1. post
4. ante
5. inter
7. tri
10. semi
11. intro
12. ultra
14. de
18. hypo
20. bi
23. trans
24. micr

Across

2. extro
3. com
6. di
8. anti
9. pro
13. macro
15. intra
16. hyper
17. an
19. retro
21. infra
22. pre

Prefix Root Meanings

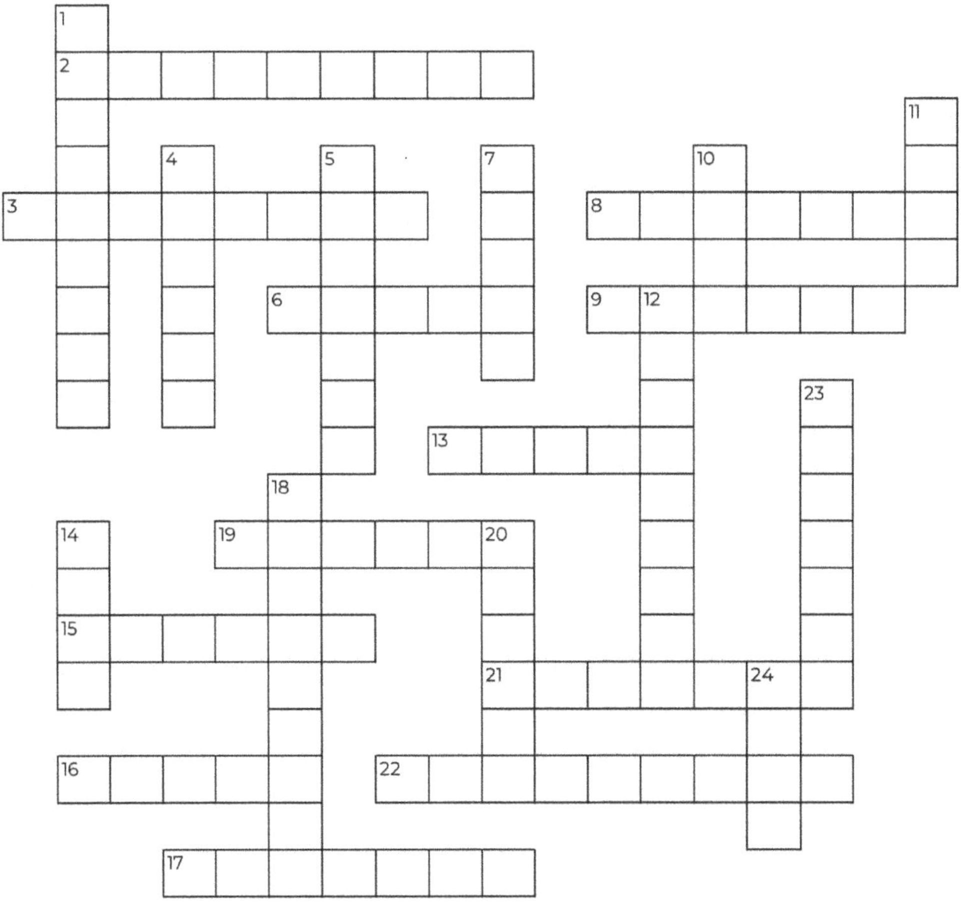

ROOTS & MEANINGS

Suffix

ac	related to
ic	
al	
ous	
tic	
ate	subject to
ize	use
ent	person
er	
ist	
genic	produced by
gram	written record
graph	instrument to record
graphy	process of recording
ism	condition
itis	inflammation
ologist	specialist
ology	study of
oma	tumor
pathy	disease
phobia	fear of intolerance
scope	visually examine

Suffix

s o h g e n i c t o x p a t h y p r i s h s t e y e
n a e n e h s n d t r o r o o e a t o d o w g g r g
o c o n b d m w b e i t i s n e h m e u o h x r o h
l m u e i s e a c d u j n i d r e t r o s g a a t i
f o a r a f y a s u l t a g n t i a s p a w o p p e
e h s n r e r l h y p i h x r e e s g d h r o h r n
u i n s a e t n o m r o a m t a t a t a n o e t a t
t c r o c a i g g a s l a s e n p e e p s e b r h n
t o m g n o r z p o a o s t a l i h t s e o o i f t
a s p r n e p s e t n g f c g b b e y a f t l i a r
n g s a t e s e n t r i d a t y a t o r f o p o r r
b n a m e t s h u d a s e a t t r o n a f t i c g u
a t y w e u d n n t a t r n e r o x g y t i c p o y

Suffix Root Meanings

r u m x v v y v p r o c e s s o f r e c o r d i n g
h k g t h f t x g h p q o z f u w m a s p z i f a d
e i m x u v e q s s o r o n h d b u s c a s e b v s
i n f l a m m a t i o n o k d m z j p g e v s r o p
s t j a e b o o r e d o v d p i a d e v d i t t a e
i o c i g u k r u o c h t e u h t z r c g a u w o c
q l o d k l k z f n f v x h f c t i s r t f d m u i
f e v i s u a l l y e x a m i n e l o k l t y p t a
w r i t t e n r e c o r d q y i p d n n y g o k m l
h a v a x x h x s f i u u f f x w i b q a j f p p i
d n p r e l a t e d t o k s l p i b c y j o z w y s
w c a b b o g i n s t r u m e n t t o r e c o r d t
i e d i s e a s e e h u q o k e i w j h o u a c a f

TEST YOUR KNOWLEDGE

Suffix

Test what you learned from the previous word search puzzle. If you get stuck, refer back to the last word search to find the root word meanings.

Down

2. graphy
5. phobia
6. ism
8. ist
14. ize
15. oma
16. ate

Across

1. pathy
3. gram
4. ologist
7. graph
9. ous
10. itis
11. ology
12. genic
13. scope

Suffix Root Meanings

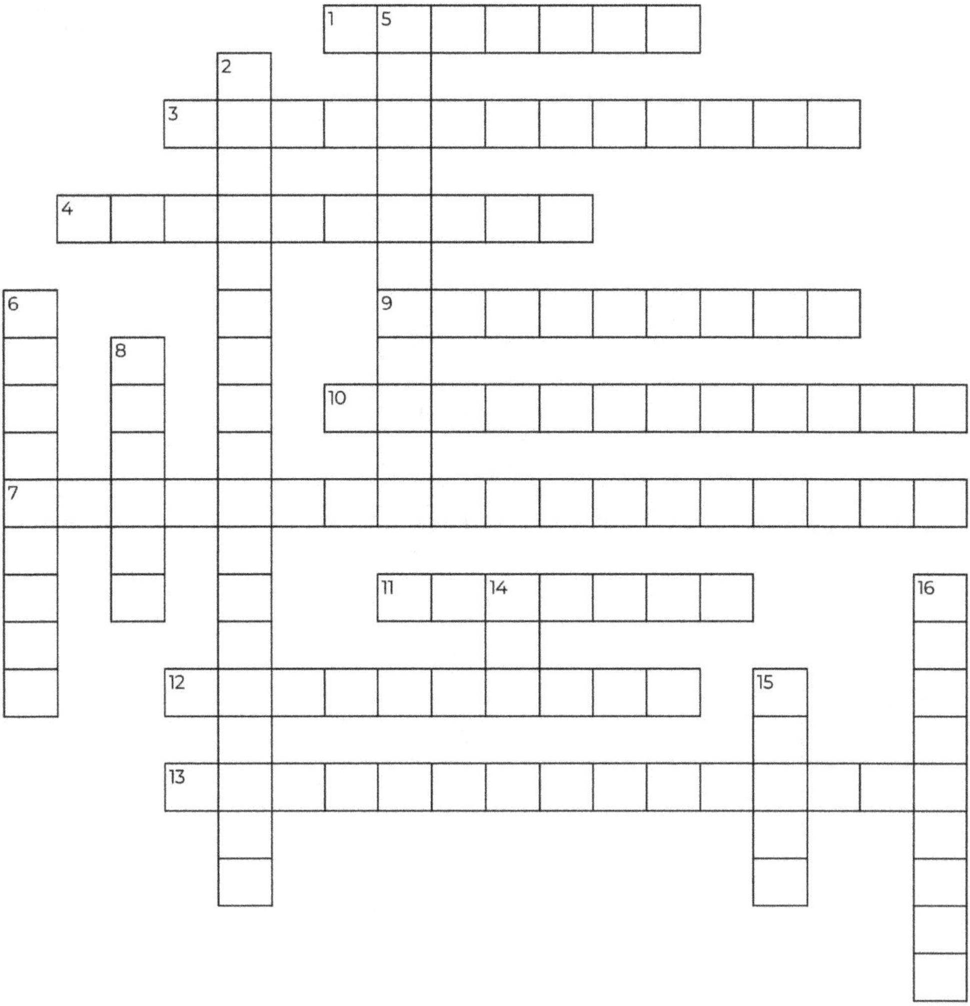

ROOTS & MEANINGS

Exterior

acro	extremities
ambi	both sides
antero	front
auto	self
axillo	armpit
blepharo	eyelid
brachio	arm
bucco	face cheek
capito	head
carpo	wrist
caudo	tail
cephalo	head

cervico	neck
chilo	lip
chiro	hand
cilio	eyelash
coro	pupil
cranio	skull
cubito	elbow
dactylo	fingers
	toes
derma	skin
dorsi	back
	posterior

Exterior Root Words

f	u	u	c	i	l	i	o	l	x	s	a	c	d	p	q	e	p	b	q	j	z	q	f	v	x
w	c	k	g	x	q	i	d	c	m	y	v	v	f	c	v	q	r	h	r	x	d	x	j	a	l
c	a	u	o	b	a	n	a	d	a	e	p	a	s	m	r	v	u	a	g	a	a	s	f	j	c
n	p	w	c	g	e	c	y	i	t	u	f	k	x	b	v	a	l	m	b	i	c	t	g	i	e
j	i	n	e	h	g	h	r	o	i	e	d	a	h	i	c	d	n	b	e	c	t	h	h	i	r
f	t	q	p	f	i	g	c	o	r	o	m	o	q	u	l	m	v	i	s	j	y	y	i	f	v
i	o	a	h	t	h	r	a	l	e	o	q	p	n	d	v	l	z	a	o	y	l	a	q	o	i
n	i	u	a	z	r	z	o	q	u	n	k	l	j	z	o	k	o	w	b	c	o	s	w	l	c
w	w	t	l	c	b	l	e	p	h	a	r	o	x	l	q	r	e	p	b	r	d	g	y	e	o
d	t	o	o	h	u	f	n	x	r	i	i	i	c	p	r	a	s	j	a	u	p	e	w	y	j
p	g	i	c	s	g	d	r	c	l	e	a	n	t	e	r	o	w	i	c	i	c	l	r	i	b
j	f	c	u	b	i	t	o	y	x	p	u	s	s	o	p	c	a	r	p	o	q	c	p	m	p
c	h	i	l	o	h	y	s	h	j	g	i	r	h	n	g	c	f	p	s	l	u	z	o	r	a

Exterior Root Meanings

e	c	o	l	m	z	f	f	e	a	b	f	q	h	c	v	s	d	i	h	m	e	o	e	p	a
u	c	h	p	r	n	x	o	f	x	s	l	e	d	f	c	a	w	m	a	h	q	q	y	h	d
q	p	e	s	x	m	w	r	i	s	t	b	s	l	x	a	b	l	n	n	j	y	s	e	l	f
c	o	a	i	k	y	b	b	q	o	a	r	g	a	b	x	c	t	h	d	e	t	x	l	j	f
m	s	d	w	a	i	i	k	e	t	q	w	e	v	h	o	n	e	u	i	x	o	e	i	u	b
x	t	c	f	r	o	n	t	f	c	b	n	w	m	l	e	w	w	c	s	d	e	q	d	k	a
e	e	q	s	m	j	e	y	e	l	a	s	h	u	i	s	a	a	m	h	c	s	d	r	t	c
w	r	j	i	p	b	j	f	f	l	t	p	c	e	c	t	h	d	e	y	e	b	k	u	n	k
z	i	n	t	i	s	c	t	a	i	l	i	a	y	a	w	i	z	e	i	y	e	f	h	e	q
b	o	u	j	t	f	k	x	v	f	i	n	g	e	r	s	m	e	k	p	m	u	k	g	c	r
e	r	i	u	f	g	n	u	n	m	b	o	t	h	s	i	d	e	s	t	m	h	q	u	k	f
m	i	a	r	m	g	z	r	l	y	s	q	k	p	m	l	y	y	m	c	p	u	p	i	l	k
d	x	h	x	s	o	u	e	z	l	p	r	q	w	x	s	l	i	p	m	g	c	u	h	i	y

TEST YOUR KNOWLEDGE

Exterior

Test what you learned from the previous word search puzzle. If you get stuck, refer back to the last word search to find the root word meanings.

Down

1. chiro
2. brachio
4. cilio
6. dorsi
8. cervico
10. dactylo
12. chilo
13. acro
17. caudo
19. cubito

Across

1. capito
3. cephalo
5. coro
6. ambi
7. derma
9. cranio
10. bucco
11. antero
14. axillo
15. blepharo
16. carpo
18. auto

Exterior Root Meanings

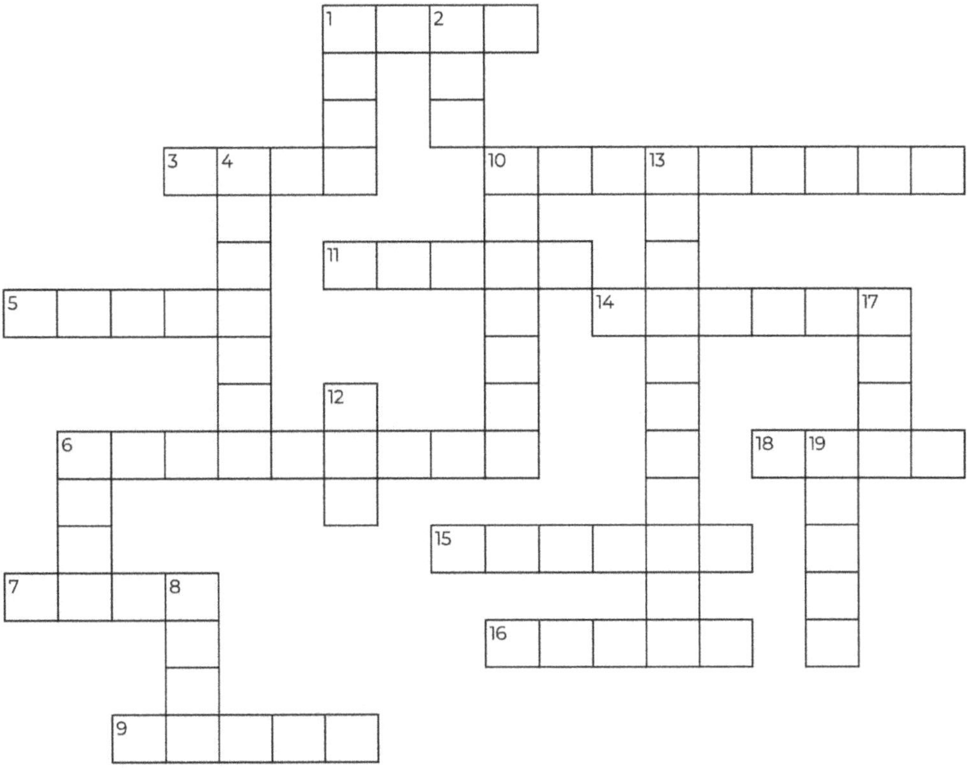

ROOTS & MEANINGS

Exterior

facio	face
gingivo	gums
glosso	tongue
gnatho	jaws
inguino	groin
irido	iris (of the eye)
labio	lips
laparo	abdomen
latero	side
linguo	tongue
mamma	breast
naso	nose
occipito	back of head
oculo	eye
odonto	teeth
omphalo	umbilicus
onycho	nails
ophthalmo	eyes
optico	seeing
oro	mouth
oto	ear

WORDSEARCH PUZZLE

Exterior Root Words

z y f l m a m g n t c f o r q v f a c i o q v g n l
h c o d u l a c l a z k n w f s y s o v h y o n o g
x z z p l l u o f a p y y l j q s v p n l s i a c c
n g g b h e c m d h b u c l a r f y t w j s h t c s
o l t l x t y p r g e i h h a p g o i z e o x h i q
q i x f o g h h m x i g o p z n a o c j s u g o p o
p n o q o s g a n a m n x q x a a r o u k m i l i g
j g t y h i s l l a m r g n n s r u o b l m v m t y
i u o s q s f o b m u m k i j o v a v h v o o k o z
r o s a m m f c x d o e a u v v g n a q r y q h s y
i p x b p l t p d p d c d m z o o x r m o r o s s v
d b k y s o d o n t o v f i n g u i n o m n y c f r
o h c c n m u v y k p o o f b o h l a t e r o r k v

Exterior Root Meanings

c z l o e u v d c n g g r r f s t y e i r b q h u c
h k l k t o m c g t x m m t x q e u q n v t l i p s
g s r s r p s b f e o t k m f a c e n g n e j j r e
u e i e q j r l i c p n e e f r p d y b o p w e c f
m v h y t v o w g l r e g e e z s n s r s a l x n l
s u b e t n m x u r i g t u t y g u i p e j p w a x
b s l m y q o o t k o c v k e h e t d y h t a s i c
w g i r i s u m g s x i u c c w k s e n f y b w l n
b f s t m l t q e e h q n s k l f o i h g c d j s m
t o n g u e h t b o h w k y a u e k n g l w o h x e
l l y o q y u t e i x n u d b r e a s t g t m t j a
l i l w t f y b a c k o f h e a d s v p t f e z k r
a x e a c m h h f h v t b q i n j i s e e i n g x e

TEST YOUR KNOWLEDGE

Exterior

Test what you learned from the previous word search puzzle. If you get stuck, refer back to the last word search to find the root word meanings.

Down

1. oro

2. mamma

5. facio

7. gingivo

9. odonto

11. irido

12. labio

14. naso

16. laparo

18. glosso

20. onycho

Across

2. occipito

3. oto

4. linguo

6. oculo

8. omphalo

10. ophthalmo

13. latero

15. gnatho

17. optico

19. inguino

CROSSWORD PUZZLE

Exterior Root Meanings

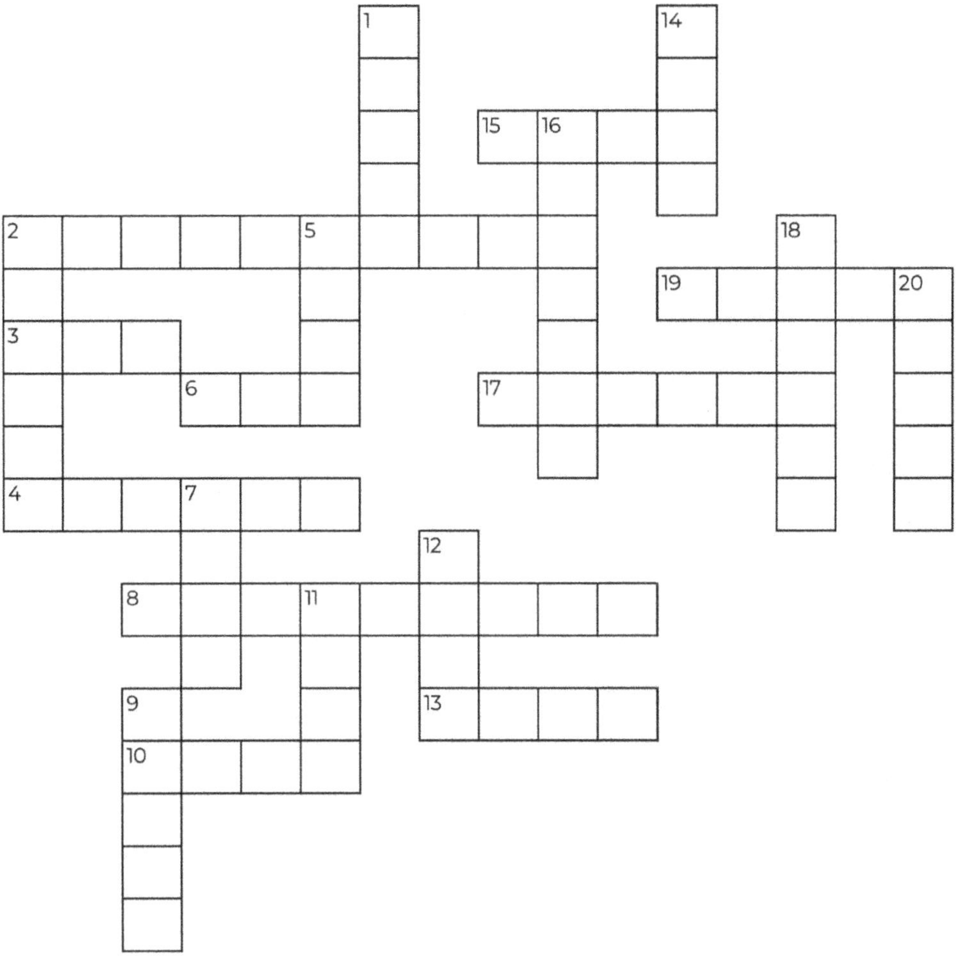

ROOTS & MEANINGS

Exterior

papillo	nipple
pelvo pelvi	pelvis
phallo	penis
pilo	hair
podo	foot
rhino	nose
somato	body
stetho	chest
stomato	mouth
talo	ankle
tarso	foot
thoraco	chest thorax
trachelo	neck necklike
tricho	hair hairlike
ventri ventro	front of body

Exterior Root Words

s	t	e	q	r	o	r	u	z	v	a	p	f	p	b	o	c	h	i	w	z	s	l	g	e	g
r	o	v	w	l	l	o	z	c	e	v	v	l	w	p	u	g	z	k	u	w	q	t	j	x	k
p	z	m	m	v	a	o	f	z	n	v	v	t	i	e	c	a	t	l	f	q	o	h	v	u	v
k	a	k	a	u	i	m	y	c	t	l	q	p	r	l	l	l	u	r	p	o	d	o	x	h	e
h	t	p	q	t	k	t	b	e	r	p	d	f	s	v	q	l	s	m	i	v	m	r	w	i	n
r	i	s	i	l	o	a	c	h	i	i	q	p	n	o	m	z	t	a	q	c	u	a	g	j	t
r	h	v	d	l	f	r	u	g	i	l	g	g	q	l	t	r	o	n	p	h	h	c	m	w	r
h	v	o	l	u	l	s	o	s	d	o	i	c	q	t	h	v	m	b	x	u	i	o	a	x	o
i	v	d	x	g	g	o	w	r	s	c	q	z	o	i	a	z	a	v	x	p	z	a	m	m	n
n	n	s	j	l	p	z	v	e	c	l	q	g	d	n	r	l	t	r	v	k	e	o	w	b	r
o	n	r	o	m	x	u	p	c	f	t	r	a	c	h	e	l	o	w	s	c	j	l	u	i	m
x	p	h	a	l	l	o	s	l	t	v	r	k	m	x	o	f	g	g	z	z	y	g	v	h	y
b	s	t	g	n	c	x	w	b	v	s	t	e	t	h	o	n	a	e	z	g	g	a	b	i	m

Exterior Root Meanings

o	p	w	n	e	r	u	q	b	q	p	l	p	n	t	q	p	d	t	r	t	u	l	b	u	f
t	i	f	o	o	t	a	p	v	s	l	y	n	e	c	k	l	i	k	e	m	m	q	y	s	r
h	r	o	m	r	d	y	h	g	o	b	y	n	u	u	l	r	e	a	i	d	b	e	f	m	o
n	e	c	k	p	m	u	v	a	r	s	p	u	i	c	a	j	v	g	h	c	g	l	b	r	n
a	u	j	s	y	c	w	z	n	i	w	s	e	m	o	a	u	t	t	u	x	c	h	e	s	t
u	j	y	o	a	n	h	c	v	o	r	q	o	n	a	n	p	f	h	c	z	l	m	o	s	o
j	r	l	a	q	o	i	e	i	s	i	l	t	i	i	o	j	g	o	j	x	k	n	c	c	f
u	y	v	s	f	w	w	p	s	b	e	q	i	n	b	s	w	i	r	v	p	u	k	c	l	b
x	v	g	t	p	o	t	n	p	t	w	a	n	k	l	e	c	d	a	f	i	e	o	e	u	o
h	l	j	z	k	b	o	d	y	l	i	v	v	v	e	h	m	v	x	x	w	x	l	i	q	d
a	y	a	z	p	m	x	t	h	d	e	o	f	r	o	r	g	k	p	y	x	f	a	v	t	y
i	q	a	q	e	t	l	r	o	e	x	h	q	x	p	s	l	n	h	a	i	r	n	p	i	s
r	b	f	c	i	r	x	t	q	s	l	m	m	o	u	t	h	g	y	x	g	t	r	r	v	s

TEST YOUR KNOWLEDGE

Exterior

Test what you learned from the previous word search puzzle. If you get stuck, refer back to the last word search to find the root word meanings.

Down

1. stetho

3. ventri

8. talo

10. papillo

11. rhino

12. thoraco

Across

2. pelvi

3. podo

4. trachelo

5. tarso

6. somato

7. pilo

9. phallo

13. tricho

15. stomato

CROSSWORD PUZZLE

Exterior Root Meanings

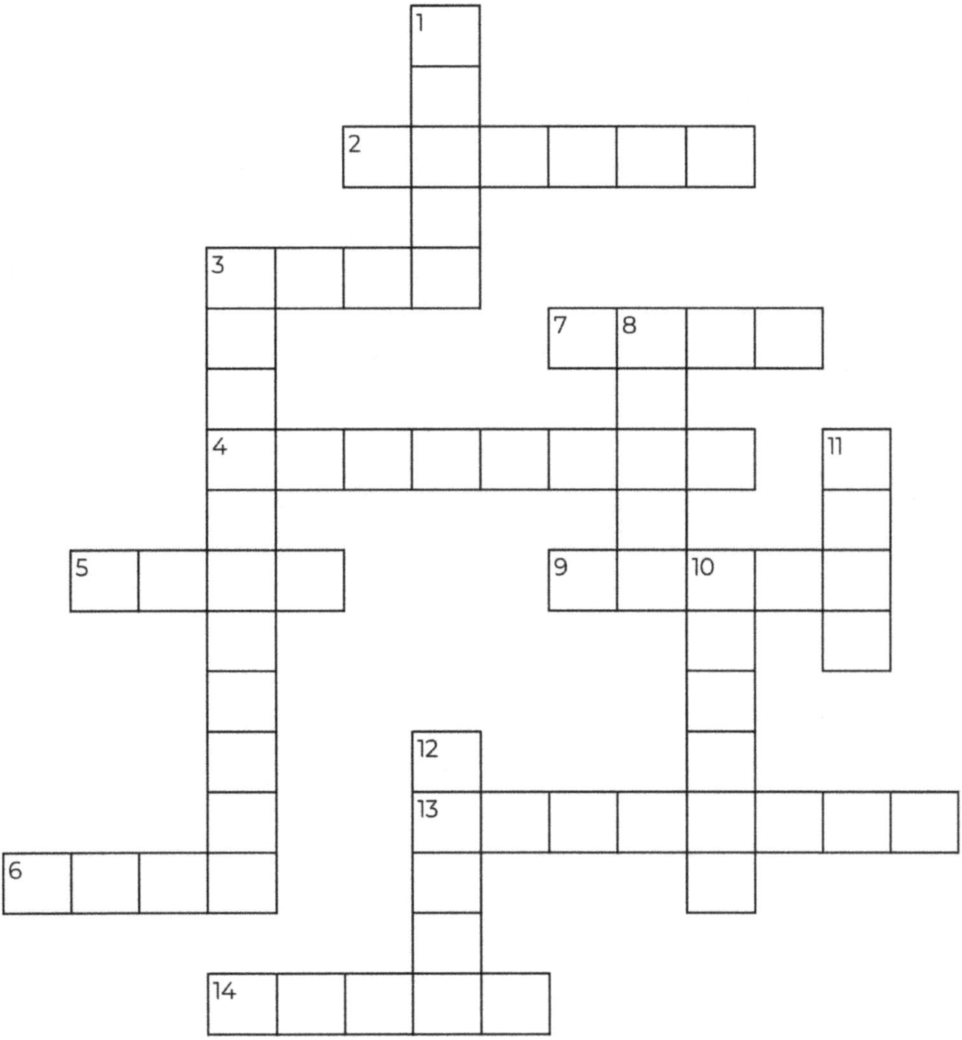

ROOTS & MEANINGS

Interior

abdomino	abdomen
acantho	spiny
	thorny
acetabulo	acetabulum
	(socket of hipbone)
acromio	acromium
adeno	gland
adipo	fat
adreno	adrenal gland
alveolio	air sac
angio	vessel
ano	anus
aorto	aorta
artero	artery

arteriolo	arteriole
aspiro	to breathe in
athero	plaque
	fat
articulo	joint
athro	
atrio	atrium
auri	hearing
audio	
balano	glans penis
bio	life
broncho	bronchus
bronchioli	bronchiole

Interior Root Words

o	a	l	v	e	o	l	i	o	e	q	u	e	a	t	h	e	r	o	t	a	c	d	d	j	k
b	a	c	q	n	n	g	a	u	c	v	n	k	s	c	l	k	u	e	a	r	q	n	y	n	p
l	m	c	r	r	c	y	d	b	q	x	u	i	p	e	e	n	m	c	u	t	v	e	u	o	a
b	e	l	e	o	a	s	z	i	t	a	u	r	i	i	y	t	u	d	d	e	h	s	g	d	d
a	q	h	o	q	m	d	s	k	o	r	x	n	r	a	s	p	a	c	i	r	n	r	y	s	i
l	i	g	n	p	c	i	r	s	y	t	v	l	o	c	d	m	n	b	o	i	n	p	o	y	p
a	b	d	o	m	i	n	o	e	c	e	m	y	m	a	l	m	g	f	u	o	z	x	u	t	o
n	f	c	a	f	t	c	s	j	n	r	s	a	a	n	d	c	i	q	d	l	a	p	a	y	z
o	a	r	t	i	c	u	l	o	c	o	w	h	x	t	i	e	o	c	c	o	o	t	h	k	e
j	n	v	e	x	b	e	r	j	y	w	g	o	m	h	k	p	n	x	m	m	r	k	r	c	r
s	o	n	r	x	i	h	m	a	n	g	c	o	y	o	z	q	r	o	q	a	t	b	y	i	t
p	t	d	b	r	o	n	c	h	i	o	l	i	x	m	z	p	d	f	b	r	o	n	c	h	o
u	b	z	s	m	b	c	g	x	e	z	w	s	d	p	j	t	j	z	y	i	b	q	q	n	u

Interior Root Meanings

b	d	l	a	k	d	u	t	x	x	o	a	t	r	i	u	m	b	t	e	r	r	c	g	t	b
o	r	w	e	r	r	y	n	y	h	s	e	d	y	s	b	k	a	i	y	a	g	a	l	d	f
o	h	o	a	r	t	s	r	t	i	n	f	m	r	m	r	v	f	b	n	b	j	r	a	w	k
h	x	v	n	o	t	e	e	j	h	b	a	g	w	e	o	o	e	b	v	d	o	t	n	v	q
e	g	f	t	c	r	m	r	o	j	o	t	h	w	u	n	f	g	s	k	o	d	e	s	g	a
a	r	l	d	r	h	t	o	i	e	y	r	b	g	z	c	a	k	a	s	m	c	r	p	j	c
r	e	r	a	k	n	u	a	n	o	z	w	n	t	u	h	r	l	c	j	e	p	y	e	p	r
i	p	w	i	n	j	l	s	t	q	l	p	y	y	l	i	f	e	g	i	n	l	r	n	m	o
n	g	p	r	b	d	t	l	d	h	i	e	f	c	z	o	e	s	c	l	a	f	s	i	b	m
g	s	i	s	z	a	c	e	t	a	b	u	l	u	m	l	j	f	b	g	a	k	o	s	w	i
h	p	l	a	q	u	e	s	h	q	m	g	u	f	q	e	o	q	a	s	n	n	l	z	h	u
u	t	a	c	p	l	t	o	b	r	e	a	t	h	e	i	n	e	n	t	u	b	d	h	z	m
u	o	s	p	i	n	y	k	k	l	b	e	k	u	t	m	r	v	w	f	s	z	w	q	b	u

TEST YOUR KNOWLEDGE

Interior

Test what you learned from the previous word search puzzle. If you get stuck, refer back to the last word search to find the root word meanings.

Down

1. balano

3. bio

5. arteriolo

7. ano

9. adipo

12. alveolio

13. acantho

14. abdomino

16. athero

17. aspiro

18. artero

19. bronchioli

20. adeno

Across

2. atrio

4. acetabulo

6. angio

7. acromio

8. auri

10. adreno

11. athro

15. broncho

18. aorto

CROSSWORD PUZZLE

Interior Root Meanings

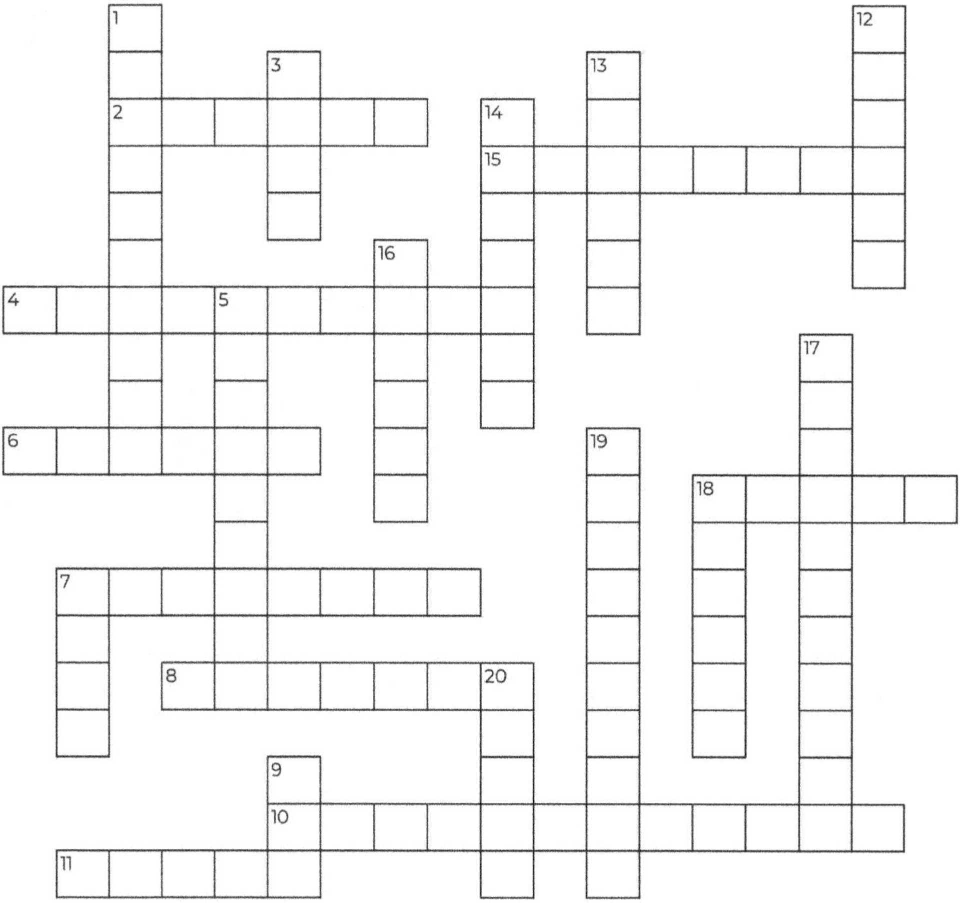

ROOTS & MEANINGS

Interior

carcino	cancer
cardio	heart
cellulo	cell
cerebello	cerebellum
cerebro	cerebrum
cholangio	bile duct
chole	bile
cholecysto	gallbladder
choledocho	common bile duct
chondro	cartilage

chromato chromo	color
hystero	uterus
latro	treatment
ileo	ileum (intestine)
ilio	ilium (pelvic bone)
intestino	intestine
jejuno	jejunum
kerato	cornea of eye horny tissue

Interior Root Words

c s b c k m u t k n n l c n k j k c a o k c n g m d

m h i c d e d i c l d p g e e l v h g u c h r o m o

y g o j h m f z v a l g i i r c i o o i c o n f w z

i c v l s r r d d t r i f d a e e n z n a l k l w e

n j a p e d o v z r r d l s t r b d r t r e v w h o

y b e r c d i m d o m u i e o e z r a e c c u q i n

h w c j l a o d a d a w c o o b i o o s i y c r l v

j f h a u z r c e t r f w w z e c m x t n s e c i g

b e o e r n n d h z o m c h o l a n g i o t a f o j

h n l n w n o n i o h b f w c l x n c n k o o z k p

a q e y c z r k z o e w q x d o n r s o z y i r v d

y h b i e s z u p c x c e l l u l o u p u f c n y g

p l c h y s t e r o h v a c o m u b r v q f q r h f

Interior Root Meanings

x c j c e x n s o p t n b g d u t j e v l y y b g s

k o x b e b c o m m o n b i l e d u c t p i h m a w

f r l k i r h h c g t k j x f a c q i z v n c l l x

l n h j u l e h d i r r o y u t e r u s y t k a l f

p e b e j u e b u b c o e i n j l m q o c e q w b s

i a a d a e w u e i m a q a c q l u k o i s g h l u

l o y c s r j v d l y r n q t t v f g s l t b c a w

i f o o y y t u o e l l s c d m z a c p e i j a d a

u e v l o q v g n d c u a c e x e u g g u n k v d m

m y b o l p p a o u c r m e s r x n z x m e i r e u

n e v r i l w m s c m k x h o r n y t i s s u e r z

r t g d z x c a r t i l a g e e r e v a x y v g w n

y y m h e v e b g y v c e r e b r u m j f o u c m n

TEST YOUR KNOWLEDGE

Interior

Test what you learned from the previous word search puzzle. If you get stuck, refer back to the last word search to find the root word meanings.

Down

1. cerebro

4. hystero

6. cholecysto

9. ilio

10. cellulo

11. chondro

14. choledocho

16. kerato

17. cholangio

Across

2. cerebello

3. ileo

5. latro

7. chole

8. jejuno

10. carcino

12. intestino

13. cardio

15. chromato

Interior Root Meanings

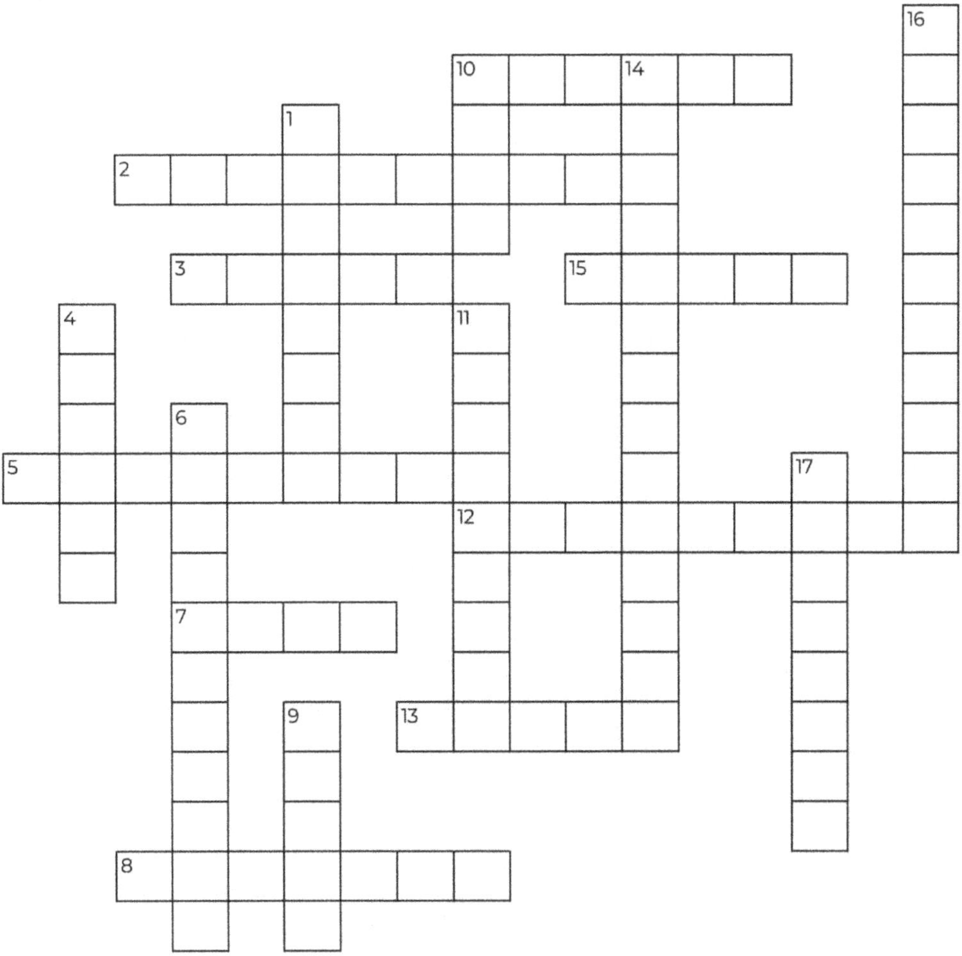

ROOTS & MEANINGS

Interior

lacrima	tears
laryngo	larynx
leuko	white
lipido	fat
litho	stone (kidney/gallbladder)
lympho	lymph vessels
melano	black
meno	menses
meningo	meninges
metro	uterus
myo	muscle

myelo	bone marrow spinal cord
myringo	eardrum
nato	birth
necro	death
nephro	kidney
neuro	nerve
oophoro	ovary
orchio orchido	testis
osteo osseo ossi	bone

Interior Root Words

z	u	l	a	c	r	i	m	a	c	e	b	t	s	q	y	t	n	f	v	x	o	s	s	e	o
c	m	k	y	k	z	y	f	m	e	n	i	n	g	o	z	h	e	s	n	q	x	s	f	f	r
y	y	q	b	b	w	n	p	m	b	i	l	h	f	n	y	d	c	t	r	r	f	f	m	q	c
j	r	n	s	z	f	l	s	g	p	q	o	i	h	z	t	f	r	h	m	i	a	x	e	a	h
r	i	v	e	c	b	e	s	i	l	q	s	y	p	t	z	w	o	s	q	y	r	f	l	d	i
a	n	b	c	u	w	u	e	t	n	y	e	s	k	i	a	p	q	r	k	a	e	w	a	q	d
y	g	p	e	t	r	k	b	a	y	j	m	q	h	l	d	s	l	w	c	d	z	l	n	a	o
c	o	x	m	b	t	o	s	t	e	o	j	p	s	m	y	o	f	b	u	h	k	o	o	p	s
v	d	c	e	j	h	z	m	p	c	k	z	z	h	m	d	b	i	p	y	l	i	c	s	d	x
w	r	a	n	p	g	x	q	x	n	o	o	p	h	o	r	o	c	k	s	i	v	o	c	f	f
u	h	e	o	c	n	n	a	t	o	o	s	o	x	b	n	x	h	m	e	t	r	o	n	u	u
n	e	p	h	r	o	m	l	p	e	w	s	v	v	n	l	i	o	j	l	h	c	v	o	e	z
d	y	h	v	f	l	h	t	v	c	x	i	d	l	l	a	r	y	n	g	o	h	l	t	a	w

Interior Root Meanings

s	l	m	l	t	z	g	g	m	n	a	b	o	x	f	m	r	q	k	k	p	u	k	q	v	h
e	u	y	z	i	i	m	g	b	r	h	k	v	q	l	i	e	q	k	i	a	t	g	s	l	m
i	a	k	m	k	r	v	e	z	o	g	w	a	a	a	l	v	n	s	d	h	e	u	p	w	n
c	y	r	b	p	h	f	a	t	j	n	p	r	s	r	r	y	f	s	n	q	s	k	i	i	q
y	q	l	d	o	h	h	w	t	b	j	e	y	z	y	w	f	a	e	e	y	t	o	n	h	k
l	m	j	s	r	p	v	p	b	r	k	d	m	d	n	r	w	k	q	y	s	i	o	a	d	m
z	e	z	h	o	u	o	e	e	i	v	l	o	a	x	d	x	l	i	m	y	s	n	l	e	t
d	n	e	e	w	s	m	q	s	n	r	u	m	p	r	s	b	l	a	c	k	l	h	c	a	q
b	i	e	r	l	n	m	m	x	s	t	t	w	u	s	r	j	i	a	w	g	g	c	o	t	l
d	n	m	r	t	e	a	r	s	x	e	z	h	i	s	t	o	n	e	r	q	d	b	r	h	t
v	g	j	o	v	r	v	q	k	k	j	l	d	a	x	c	a	w	m	z	k	k	o	d	z	f
c	e	y	u	t	e	r	u	s	o	q	b	s	b	o	m	l	m	s	b	g	z	n	x	t	l
x	s	p	a	f	b	y	d	k	f	n	j	x	k	x	e	e	e	w	h	i	t	e	k	b	p

TEST YOUR KNOWLEDGE

Interior

Test what you learned from the previous word search puzzle. If you get stuck, refer back to the last word search to find the root word meanings.

Down

1. metro
4. myringo
6. melano
9. osseo
12. lacrima
13. nato
15. oophoro
16. myo
17. laryngo
20. meningo

Across

2. lipido
3. myelo
5. necro
7. lympho
8. nephro
10. litho
11. meno
14. orchido
18. neuro
19. leuko

CROSSWORD PUZZLE

Interior Root Meanings

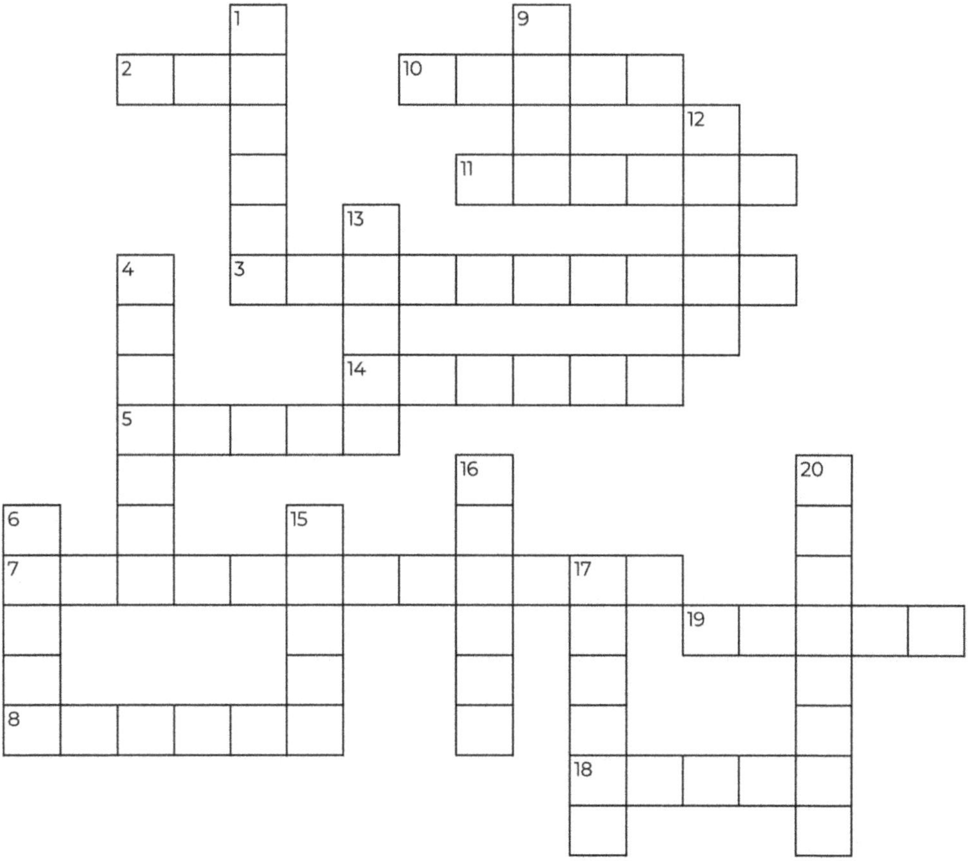

ROOTS & MEANINGS

Interior

palato	roof of mouth
patho	disease
peritoneo	peritoneum
pharmaco	drug
pharyngo	pharynx
phlebo	vein
phreno	diaphragm
pleuro	pleura
	rib
pneumono	lungs
pneumato	
polio	gray matter
procto	rectum
pulmono	lungs
pyo	pus
pyelo	pelvis of kidney
recto	rectum
	anus
reno	kidney
reni	
sacro	sacrum
salpingo	fallopian tube
sarco	flesh
scapulo	scapula
septo	infection
spleno	spleen
spondylo	vertebra
sterno	sternum

Interior Root Words

l	p	e	l	e	w	o	x	w	p	s	w	n	s	u	q	l	r	s	t	e	r	n	o	w	k
r	m	h	c	j	y	p	y	e	l	o	c	x	a	z	p	s	g	l	m	p	o	d	i	b	x
c	w	y	a	t	m	f	i	o	s	w	m	a	l	c	f	n	m	g	z	a	h	g	u	y	s
h	r	q	u	r	q	s	p	l	e	n	o	a	p	c	t	r	e	i	b	l	x	l	u	l	a
e	e	u	u	b	m	l	b	n	a	h	p	k	i	u	x	r	e	u	n	a	r	d	e	l	r
q	n	y	u	p	h	a	r	y	n	g	o	j	n	p	l	n	w	n	m	t	k	e	g	b	c
z	o	h	i	n	o	v	c	u	p	c	d	k	g	h	r	o	t	h	i	o	h	r	c	e	o
d	s	q	o	e	c	l	x	o	b	g	h	r	o	r	g	o	x	f	t	u	n	t	g	t	o
s	p	l	e	u	r	o	i	t	s	a	c	r	o	e	m	p	c	z	k	h	d	o	y	b	o
g	h	q	m	m	k	p	y	o	m	a	c	d	b	n	y	y	p	t	s	o	h	d	z	x	q
m	d	d	t	a	n	t	y	z	p	e	r	i	t	o	n	e	o	i	o	o	l	v	g	a	i
r	s	e	p	t	o	s	p	o	n	d	y	l	o	m	t	w	r	c	l	t	p	a	t	h	o
y	a	t	a	o	l	m	q	x	b	s	j	p	u	l	m	o	n	o	l	d	t	v	b	b	k

Interior Root Meanings

j	f	s	f	o	i	n	f	e	c	t	i	o	n	x	h	r	y	g	r	p	y	s	t	o	e
s	c	a	p	u	l	a	f	v	z	p	e	l	v	i	s	o	f	k	i	d	n	e	y	k	x
u	j	n	l	o	a	y	p	n	e	f	v	g	p	w	u	o	g	h	b	s	h	u	e	q	d
d	p	a	e	l	m	d	j	h	n	r	k	s	r	o	g	f	j	l	c	p	d	r	g	e	i
l	b	e	u	u	o	t	q	k	u	l	t	v	j	a	l	o	b	j	f	l	e	s	h	v	a
u	o	q	r	v	j	p	s	b	d	j	k	e	c	v	y	f	e	r	f	e	s	o	c	k	p
n	p	d	a	i	b	d	i	s	e	a	s	e	b	j	q	m	z	s	t	e	r	n	u	m	h
g	h	r	q	l	t	a	e	a	d	w	m	g	h	r	k	o	a	m	z	n	c	d	h	o	r
s	a	d	e	q	u	o	n	l	n	z	v	e	i	n	a	u	o	t	x	k	o	f	k	f	a
w	r	n	j	c	w	n	n	u	g	t	o	m	r	e	c	t	u	m	t	i	p	u	s	n	g
e	y	v	q	g	t	s	g	e	s	z	u	d	i	o	b	h	h	t	w	e	z	c	g	q	m
h	n	f	r	a	j	u	q	s	u	g	j	b	s	a	c	r	u	m	n	d	r	u	g	m	r
q	x	y	f	e	z	x	m	v	x	m	t	s	e	h	k	i	d	n	e	y	t	a	v	t	q

TEST YOUR KNOWLEDGE

Interior

Test what you learned from the previous word search puzzle. If you get stuck, refer back to the last word search to find the root word meanings.

Down

1. recto
2. patho
4. pyelo
9. sarco
13. septo
14. pneumato
16. palato
19. pyo
20. phreno
21. spondylo
22. pulmono

Across

2. pharmaco
3. spleno
5. sacro
6. pleuro
7. salpingo
8. reni
10. pharyngo
11. phlebo
12. procto
15. sterno
17. polio
18. scapulo
19. peritoneo

Interior Root Meanings

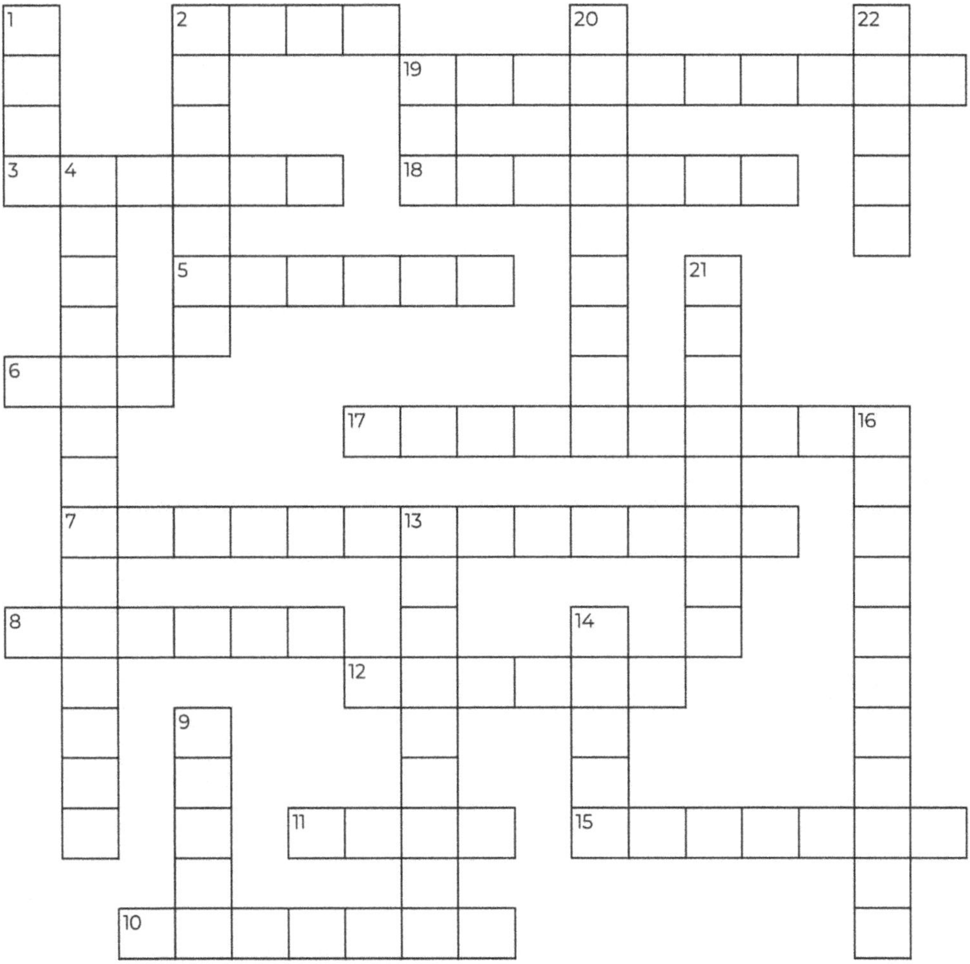

ROOTS & MEANINGS

Interior

tendino teno	tendon
testiculo	testis
thermo	heat
thymo	thymus
colono	colon
colpo	vagina
costo	rib
cryo	cold
crypto	hidden
cutaneo	skin
cyano	blue

cysto	bladder
cysti	cyst
cyto	cell
diplo	double twice
duodeno	duodenum
encephalo	brain
entero	intestine
episio	vulva
erythro	red
esophago	esophagus
fibro	fibers

Interior Root Words

s t f q d c b j a j l e x r i w r d s z m s b n v t
g r e c e s u z i t g r j y x l v i v s p l a h b h
f x g s n t x t u t j y h r c o l p o v l w k e b y
c i w g t t q m a e l t c n i d g l j e y c y n l m
y t b b e i x c e n p h a y g u n o t e n y b c q o
s i r r r e c k s d e r j m t d a k d e e a t e y v
t e o p o t r u l i c o l b e o a o t o n n f p l l
i a q q g p y b l n s w y d r r j k j e w o h h t p
k u c x v l p d u o d e n o a c y s t o s l z a w j
w q o y m k t y k d y f v a u d s a v o k d j l y d
a f s l e e o h r n h x c o l o n o o k c r y o h q
p y t h e r m o m s z q g i x u e p i s i o j i q v
l r o h v u a s h e s o p h a g o y u c g l c e d l

Interior Root Meanings

l y u r q t w i c e s t l i t o j f k q f b z m p r
d v b b e i g k y d y s o u j o h i d d e n d k d d
d h g l p s u v a b f t b h p h u b y x d m e x z d
j z s n a u o r a m r z q j e l a e c s x r j c x o
b y k f i d u p j g a a u s b a w r q c v e y o n u
i o i v g b d x h a i c i w c g t s z e o d v l f b
t l n a u l a e s a x n m n o e u c m l o i u o q l
l u q b h l u j r o g a a n l d p w s l w d e n g e
k z y b i j v t h y m u s u d r i n t e s t i n e d
c y s t n z v a v y d y s i w l u v d b o p b g z z
g t e s a n d o w t m d m r z t e n d o n b l l v j
w g t e s t i s m a r i b x z a o z u y r o b k u e
r z t i e n d u o d e n u m f n l w o s t u a n o e

TEST YOUR KNOWLEDGE

Interior

Test what you learned from the previous word search puzzle. If you get stuck, refer back to the last word search to find the root word meanings.

Down

1. erythro
2. cysto
4. teno
5. cryo
7. colpo
9. encephalo
10. thymo
13. crypto
14. cutaneo
15. diplo
17. testiculo
18. cyto

Across

1. costo
3. duodeno
6. colono
8. entero
9. cyano
11. thermo
12. esophago
16. fibro
18. cysti
19. episio

CROSSWORD PUZZLE

Interior Root Meanings

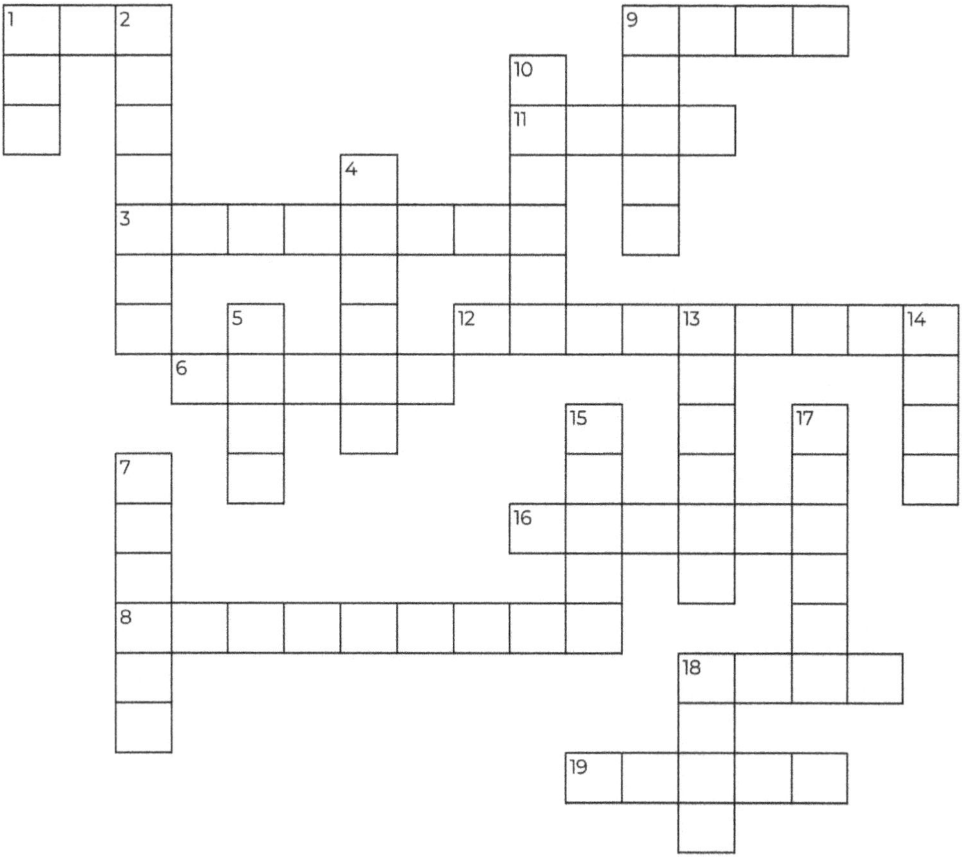

ROOTS & MEANINGS

Interior

galacto	milk
gastro	stomach
glyco	sugar
gyneco	female
hemo	blood
hemato	
hepatico	liver
hepato	
hetero	other
	different
hidro	sweat
histio	tissue
homeo	same
homo	
hydro	water
thyroido	thyroid gland
thyro	

tonsillo	tonsils
tracheo	trachea
tympano	eardrum
uro	urine
urino	
urea	
uretero	ureter
urethro	urethra
utero	uterus
vaso	vas deferens
veni	vein
veno	
vaso	
vesico	bladder
viscero	viscera
	(internal organs)
xantho	red
xero	dry

Interior Root Words

r e v l i y x h i s t i o o n t u o l g v e n i i u
c t e v k f o e z u g u q u u r e t h r o e q d y t
x o s t t y m p a n o r u k p w z h e v z i e b r h
r n i s g a p a z j u h r l l v f e y r i s c p s y
n s c v a s o t n c h i e q g a s t r o e s j v c r
g i o t l c r i v b g d t m u s l e x y h x c h d o
b l u e a x c c y h l r e x a o d r d e d u r e a i
d l c p c u d o k i y o r i k t n o i v r d t m r d
z o b e t i r h a h c d o n z t o p n p i o h o m o
f b p h o m e o r f o n r g c t r a c h e o v h j i
u r i n o n s q x a n t h o w a r b g j q s t e k u
s g y n e c o d j p r o e s l n v h e p a t o y n i
q o a w h n g t h y r o g g u t e r o u f z j d j o

Interior Root Meanings

w n y n t f q x n z r o f o u h w e a r d r u m n f
j t r a c h e a h a e x u t e r u s e q i l u v u u
s j l k o n y h s r d l r g i m i h w z f a n c b v
t j s g t n b r a u t e e n s g h n r g f g a b f i
q v r w h g h o o n g m t j b t o p e z e p o l f s
f e o c e y i b l i d a e o l i o c b i r l t o z c
o i m l r a q p l i d v r b n s x m s a e e t o m e
y n g u r e t h r a t g c c m s d u a c n e m d v r
v f m i i c f x j p d p l w h u i d u c t j d o s a
s s l f e m a l e n l d d a v e t l v s h z r q a t
n f o s y x s n n d m o e c n b t z s c g h b y m v
s i w a t e r i k m i l k r h d u o g o j l i v e r
a v q v a s d e f e r e n s e w c d r y h j n q f k

TEST YOUR KNOWLEDGE

Interior

Test what you learned from the previous word search puzzle. If you get stuck, refer back to the last word search to find the root word meanings.

Down

1. vesico
3. xero
4. thyro
6. gyneco
8. xantho
10. hepatico
16. urethro
18. galacto
20. histio
23. uretero
25. tonsillo

Across

2. hetero
5. utero
7. tympano
9. vaso
11. hemo
12. vaso
13. uro
14. glyco
15. tracheo
17. homeo
19. hydro
21. hidro
22. viscero
24. gastro

CROSSWORD PUZZLE

Interior Root Meanings

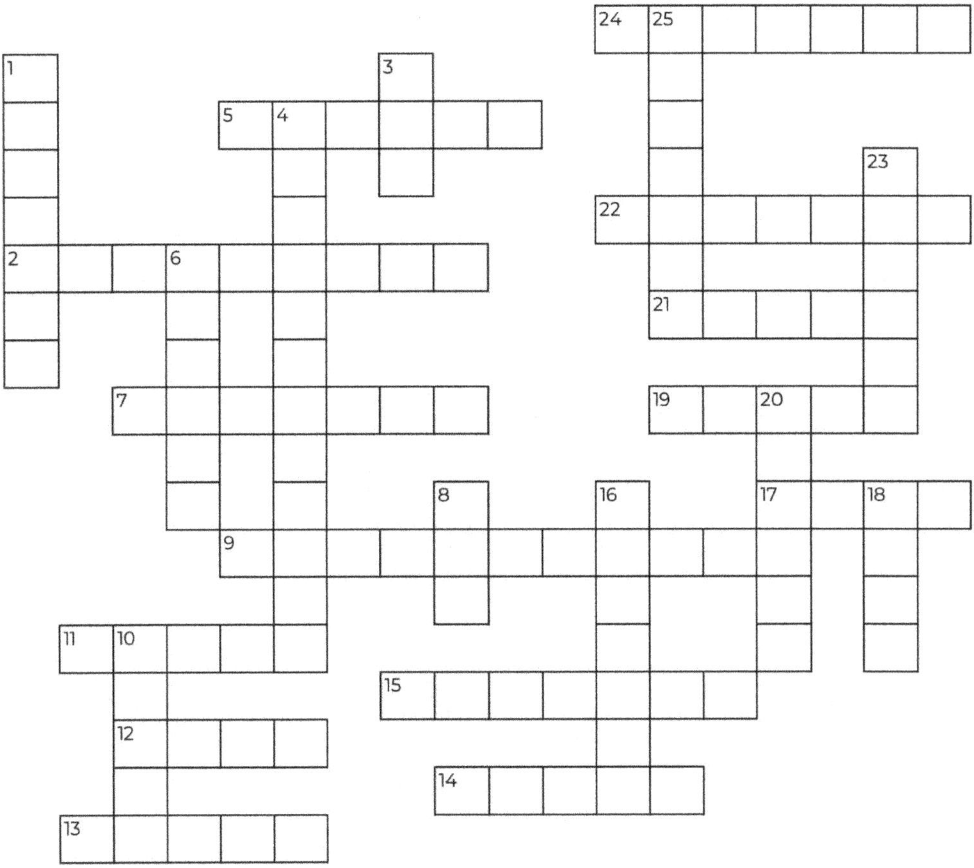

ROOTS & MEANINGS

Skeletal System

osteo	bone
osteoblast	forms bone
osteoclast	removes bone
cranium	skull
mandible	lower jaw
maxilla	upper jaw
clavicle	collar bone
chondro	cartilage
diaphysis	long bone shaft
disko	intervertebral disk
epiphysis	long bone end
scolio	bent
lordo	curve

bradykinesia	slow movement
tibia	shinbone
malleolus	ankle
dystrophy	abnormal movement
acetabulum	hip joint
ankylosis	joint stiffness
arthro	joint
articulo	
arthralgia	joint pain
femur	upper leg bone
patella	knee cap
fibula	lower leg bone

WORDSEARCH PUZZLE

Skeletal Root Words

a o j h b e c e p i p h y s i s p z s g o o h a m m

f r s w b r l u r q m d y s t r o p h y s x g n g a

t f t t l m a l l e o l u s w s s a r t h r o k d n

t h i h e l v d a p a t e l l a t c v s y f w y j d

d g b g r o i y y r y z k r i g e l o f i b u l a i

x i i m u a c m o k t y y a b k o e f l c l s o j b

a o a l q p l l k k i i b d c v b v e c i l z s r l

n t f p o q e g a b i n c x p r l x m q h o d i g e

u o i k h r w v i s r e e u h o a k u e x o k s m l

b s u p s y t j w a t d w s l r s n r m q z n a k o

f t u h z o s e v o m d y e i o t d i s k o h d y r

w e b t m a x i l l a o z t h a d h p u n o e u r d

s o r k t f z q s z i a c e t a b u l u m m p k u o

Skeletal Root Meanings

n t i x t y i t a b n o r m a l m o v e m e n t l y

r u p p e r l e g b o n e r i f y r l f i x d v o f

e j c a w y e b v l c a r t i l a g e d l i b o n e

m a o e n t z i e o v a s v n k b m x g o q h h g k

o r l i m k n s t n c c r m i c n f v k w b j i b v

v b l o n t l s u g t u j n n e r e w o e r l p o b

e n a n l t t e c b k d r w c j e p e o r h o j n l

s w r c m u a s l o w m o v e m e n t c j z u o e s

b m b p e n u i i n t e r v e r t e b r a l d i s k

o f o l o w e r l e g b o n e o z v b r w p j n h u

n x n y m x u p p e r j a w f o r m s b o n e t a l

e u e b v t j o i n t s t i f f n e s s u c v a f l

p s h i n b o n e d q h o j o i n t p a i n i p t w

TEST YOUR KNOWLEDGE

Skeletal System

Test what you learned from the previous word search puzzle. If you get stuck, refer back to the last word search to find the root word meanings.

Down

1. bradykinesia

4. disko

5. malleolus

7. maxilla

Across

2. mandible

3. arthro

6. cranium

8. chondro

9. osteo

10. dystrophy

11. diaphysis

12. arthralgia

CROSSWORD PUZZLE

Skeletal Root Meanings

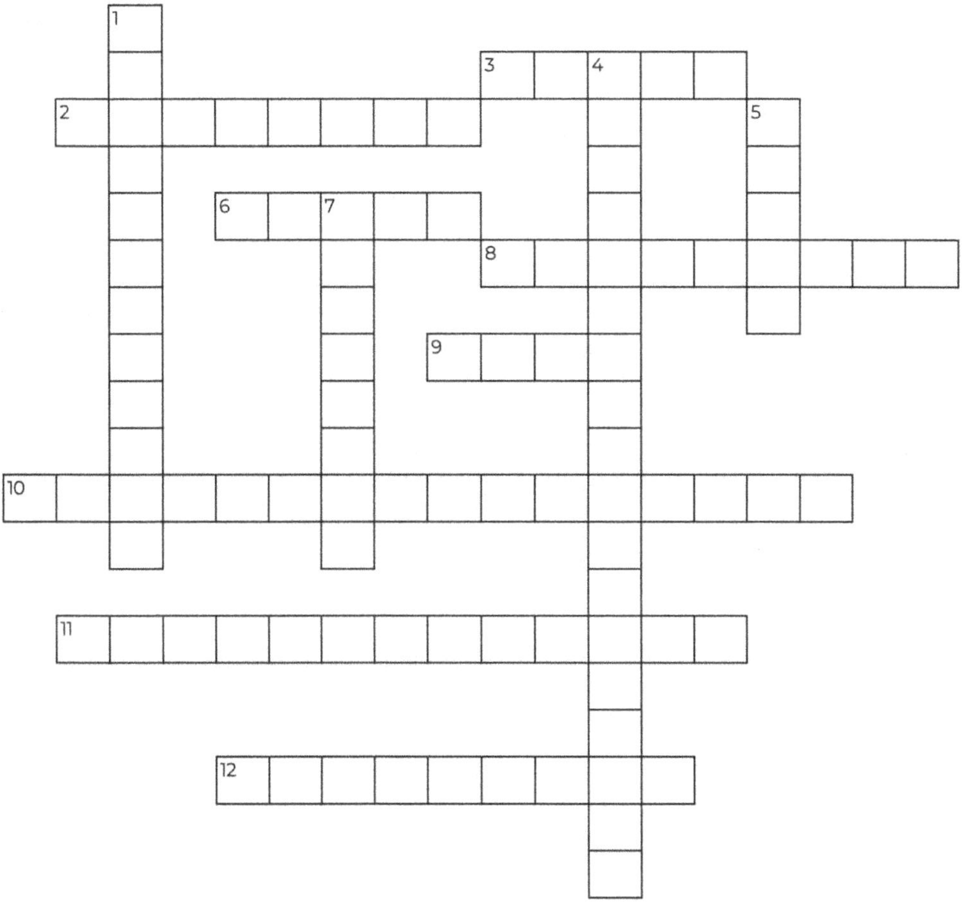

TEST YOUR KNOWLEDGE

Skeletal System

Test what you learned from the previous word search puzzle. If you get stuck, refer back to the last word search to find the root word meanings.

Down

1. clavicle
3. acetabulum
4. femur
6. epiphysis
8. osteoblast
9. tibia

Across

1. lordo
2. fibula
5. scolio
7. ankylosis
10. osteoclast
11. patella

CROSSWORD PUZZLE

Skeletal Root Meanings

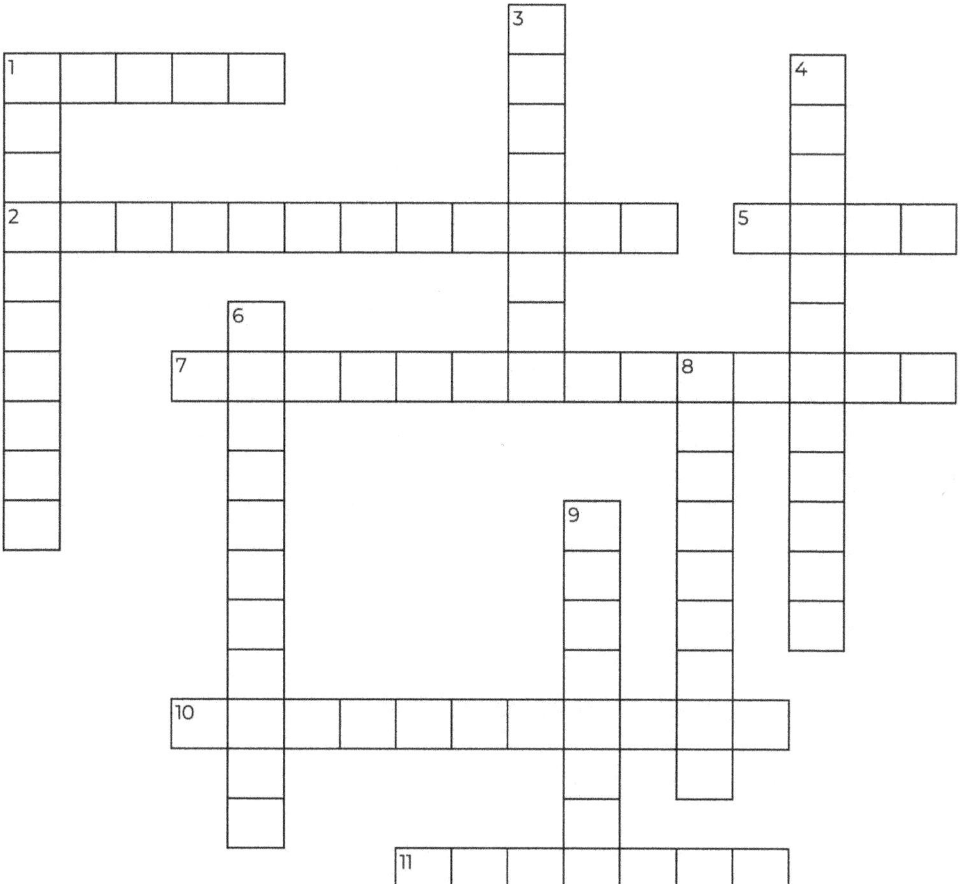

ROOTS & MEANINGS

Skeletal System

metacarpals	hand bones
myelo	bone marrow
fibroso	fibrous
fossa	bone cavity
burso	bursa (fluid-filled sacs)
carpals	wrist bone
ulna	lower arm bone (pinky side)
radius	lower arm bones (thumb side)
olecranon	elbow
humerus	upper arm bone
hyperkinesia	overactivity
dyskinesia	difficult movement
metatarsals	foot bones
talipes	clubfoot

phalanges	fingers toes
chondro-	cartilage
malacia	softening
fontanelle	soft spot
ortho	straight
scapula	shoulder blade
sternum	breastbone
costal	ribs
intercostal	between ribs
subcostal	below ribs
lumbo	lower back
ilium	pelvic bone
tarsals	ankle bones
calcaneus	heel

Skeletal Root Words

u t h o c i m e t a t a r s a l s p f f f c a y q d

r a i u l a q u p h a l a n g e s e q t n c d c x y

f l s t m e l w a e q i u t p i x c e k a a m o a s

n i u q c e c c q c g c f i g i n p a p s r y s b k

q p b m a o r r a m y e l o p o e t d p r p s t b i

i e c r b s t u a n o t t o n y b u e o u a d a u n

t s o u o o t k s n e o v m w t r o y r d l c l l e

f o s s a s u b i v o u o x a a a i r r c s a i n s

o r t h o g o j l d r n s s t e r n u m h o p q a i

n y a z g r a d i u s x r g c g h e e b u r s o v a

i s l x c p s p u f m e t a c a r p a l s d v t m c

z x h p c z x c m e k c h o n d r o m a l a c i a b

f h y p e r k i n e s i a b l u r g p q k e k u h l

Skeletal Root Meanings

b a n k l e b o n e s z o s d o b o n e c a v i t y

e b b h c l u b f o o t f p e l v i c b o n e v r l

t r o e e e x p s h o u l d e r b l a d e s s s j o

w e k n l e c i p l o w e r b a c k q a p o b o f w

e a s j e o l o w e r a r m b o n e s y e h p f o e

e s o t u m w q r i r m f i n g e r s x f a m t o r

n t j q r c a r t i l a g e s o f t e n i n g s t a

r b t d w a l r i t w o r a m t r l q d b d r p b r

i o u o f a i u r b l w b m y e b r b u r b t o o m

b n k c e c p g a o s w s s b l s o i x o o c t n b

s e c o q s v l h k w b e l b o w j n b u n z l e o

r d i f f i c u l t m o v e m e n t d e s e q j s n

o v e r a c t i v i t y b o t n p e b u r s a r e e

TEST YOUR KNOWLEDGE

Skeletal System

Test what you learned from the previous word search puzzle. If you get stuck, refer back to the last word search to find the root word meanings.

Down

1. talipes
2. humerus
3. fontanelle
4. radius
5. ulna
6. metatarsals
7. hyperkinesia
11. lumbo
15. phalanges

Across

8. sternum
9. costal
10. phalanges
12. ilium
13. metacarpals
14. ortho

CROSSWORD PUZZLE

Skeletal Root Meanings

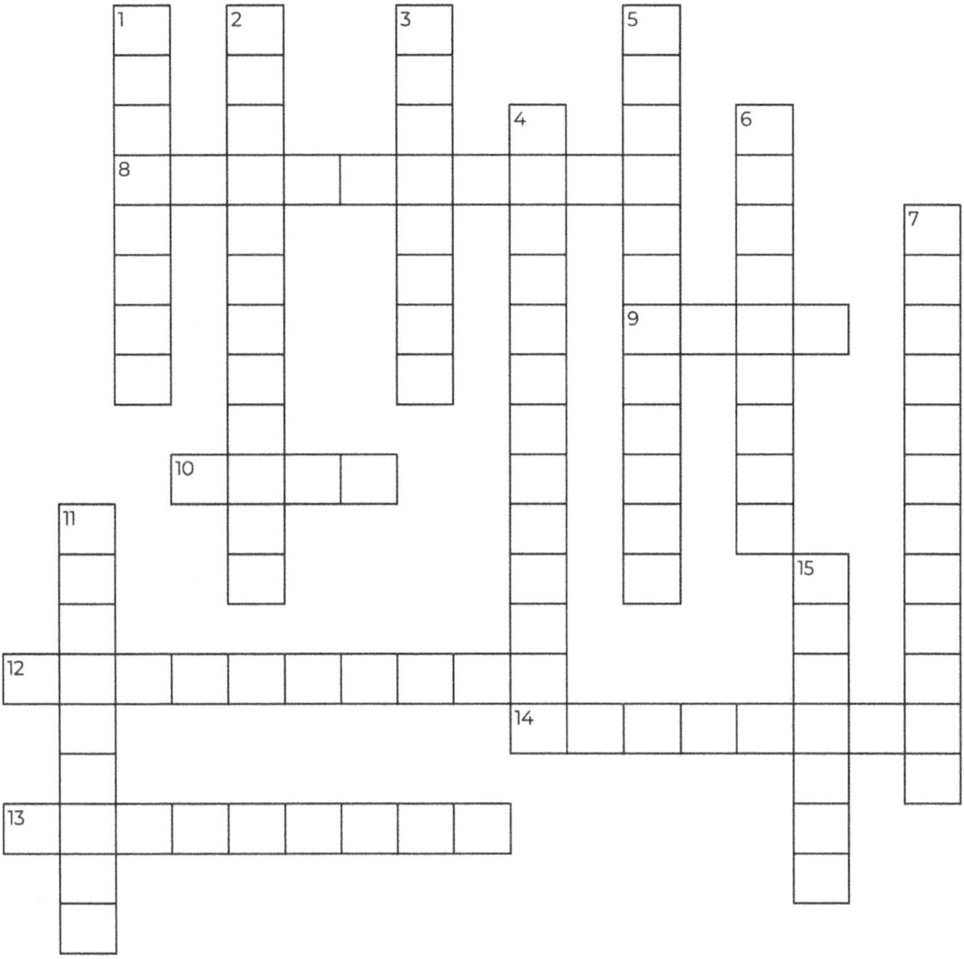

TEST YOUR KNOWLEDGE

Skeletal System

Test what you learned from the previous word search puzzle. If you get stuck, refer back to the last word search to find the root word meanings.

Down

2. calcaneus
3. fibroso
4. chondromalacia
7. subcostal
8. fossa
9. carpals

Across

1. scapula
5. tarsals
6. olecranon
10. dyskinesia
11. myelo
12. burso
13. intercostal

Skeletal Root Meanings

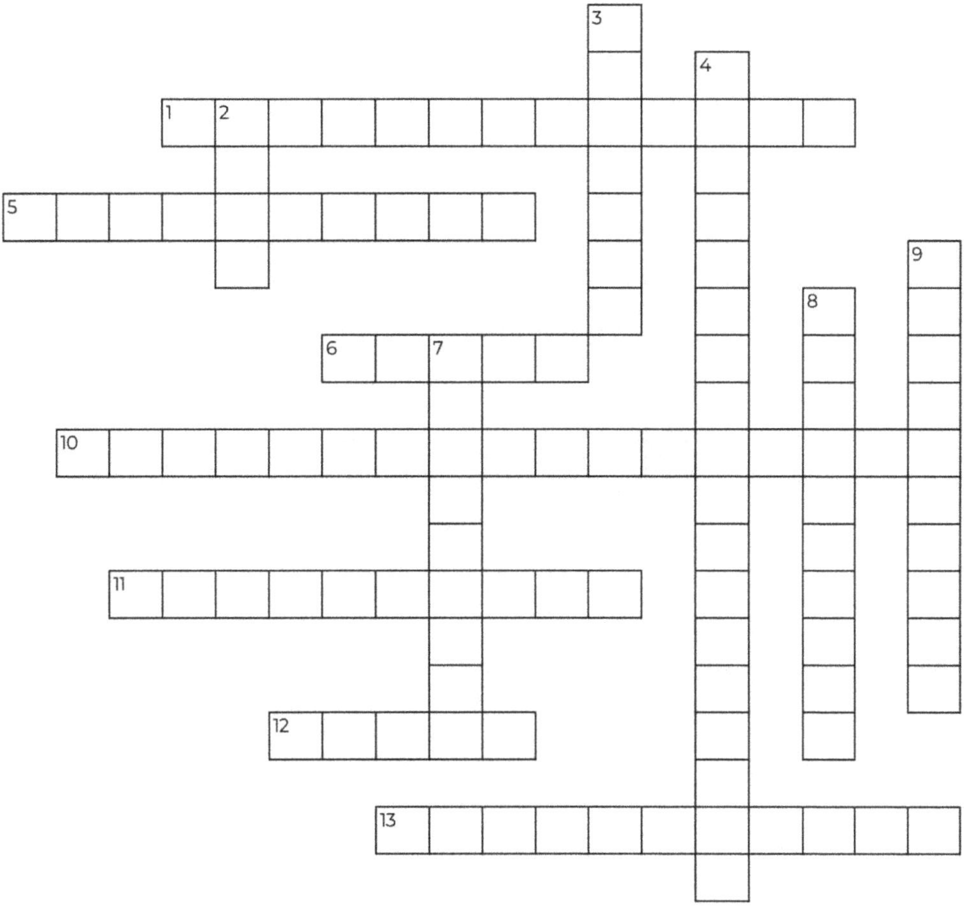

ROOTS & MEANINGS

Integument System

adeno	gland
adipo	fat
albino	white
auto	self
bio	life
blepharo	eyelid
carcino	cancer
cutaneo	skin
cryo	cold
cyano	blue

dermo derma dermato	skin
diaphoro	profuse sweating
erythemo	red
hidro	sweat
histio	tissue
icthyo	dry scaly
kerato	hard

Integument Root Words

a q v d m z z r v j o l p u n u x i e c z j d d x s

u a w i z q b p d y m c z c c v h v z r q a v i n m

i a p a q s m r e i k u i l e w i i n f y u u v h e

c k z p d m m o r w q t y d v h s s a p v t h t k e

t g l h w i b c m g i a g s o i t x d n p z h p o j

h w h o t u p t o j a n w w c i i x e c d b c e r b

y e x r o t t o w o r e k y j y o m n w e e a h m g

o u b o c o n h i d r o v d k g a i o p q p r k c o

p t i j y g k t e a z t u c u e o n v j x j c m w k

g a o w n z a b l e p h a r o z r e o d e n i h a o

i b o c r y o d r k c n z o x s w a i j d j n a a d

r f g f f l q z w n a f a l b i n o t a h d o l l i

x z d e r m a t o i u p b g w z n f d o i c z e e j

Integument Root Meanings

w e c y w o t o s f f n h d k f u d c b o r j s y b

w e w l c y o s k i n h t y r s o x a b a h v q f c

v q d h r t t q j h z y o r f y i v n q e z b l u e

m r x g i f t b x i p s e l f d l w c s q e z i k y

l e b x r t y c n c s x e l s c m p e f h f m d t r

t d u j s a e m n a o z c e g w b p r p p a o a i t

s n j v j y x i j l s l v w f y e j q w g t r s s t

v t e y e l i d m i s u d i l f j a l o m x n d s k

w g p s x b u i w f k s g l a n d a t o u o l b u g

s c a l y m o k i e l t k u q n x q h d w e q w e o

z e g m e d r v k c o g i i s p p s d m h q y q n q

e p r o f u s e s w e a t i n g v m i p u n k e b x

z x i y f s i t j c y f a q g z c t d q b a b f j v

TEST YOUR KNOWLEDGE

Integument System

Test what you learned from the previous word search puzzle. If you get stuck, refer back to the last word search to find the root word meanings.

Down

1. diaphoro
3. cutaneo
6. albino
8. cyano
11. adipo
13. cryo
15. auto
17. carcino

Across

2. erythemo
4. bio
5. hidro
7. kerato
9. blepharo
10. adeno
12. icthyo
14. histio
16. dermato

Integument Root Meanings

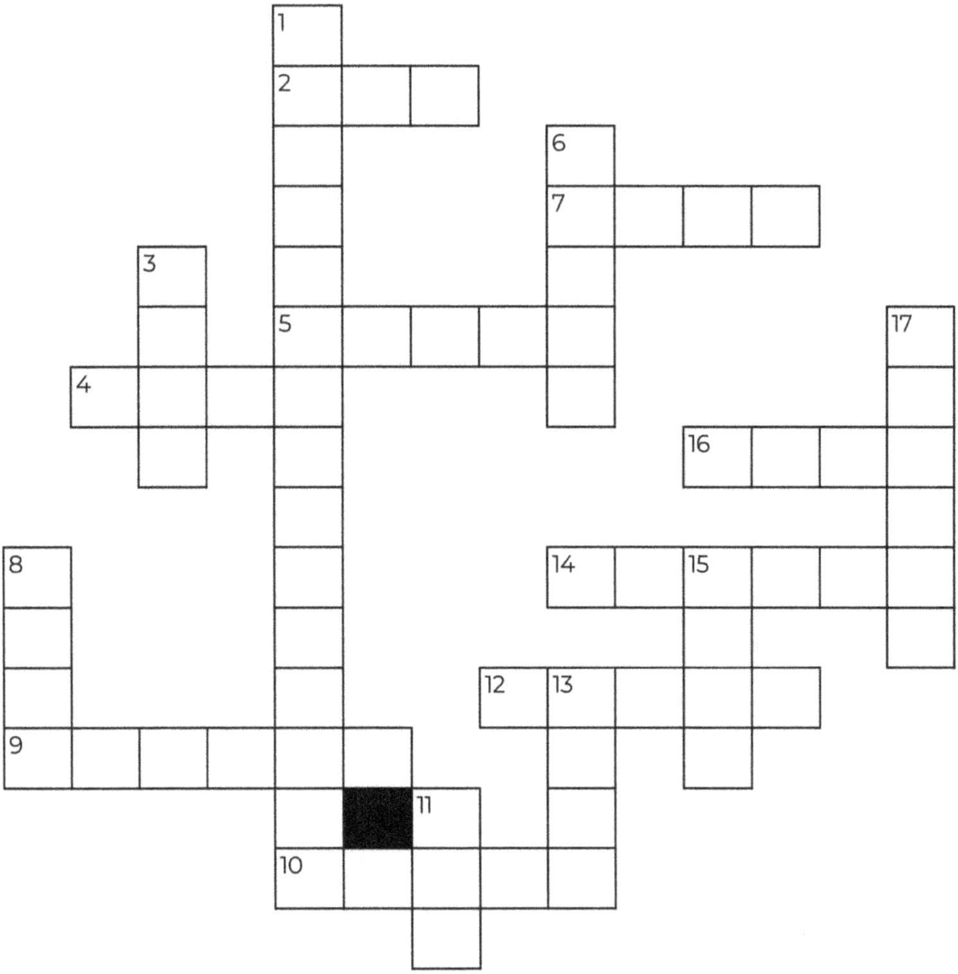

ROOTS & MEANINGS

Integument System

leuko	white
lipo	fat
lipido	
melano	black
myco	fungus
necro	death
onycho	nail
papillo	nipplelike
papulo	pimple
pilo	hair
pyo	pus

rhytido	wrinkle
sclerao	hardening
sebo	sebum
squamo	scale
steato	fatty tissue
sudo	sweat
sudoro	
tricho	hair
unguo	nails
xero	dry
xantho	yellow

WORDSEARCH PUZZLE

Integument Root Words

m	c	a	a	f	p	k	f	a	h	s	o	f	s	x	c	g	a	s	i	a	b	p	p	c	q
m	y	v	q	p	t	a	x	s	v	c	q	u	p	x	e	t	r	q	f	i	a	a	i	y	f
u	y	c	y	z	e	f	p	l	p	j	u	u	q	a	l	r	o	l	s	x	c	m	l	a	v
s	u	d	o	r	o	k	v	i	l	r	p	x	a	l	p	f	o	u	i	c	q	m	o	f	a
l	h	t	m	u	p	y	q	p	l	l	w	u	n	m	i	u	v	w	n	p	g	b	r	c	y
j	q	j	o	b	s	e	b	o	w	l	r	g	e	p	o	z	l	m	t	b	i	l	t	l	s
s	t	e	a	t	o	q	j	r	a	v	o	c	c	z	f	y	x	o	m	j	q	d	o	y	u
z	o	m	v	f	c	m	y	p	h	k	j	i	r	k	y	t	y	x	j	i	i	m	o	a	d
u	x	m	e	l	a	n	o	a	m	y	n	v	o	j	a	s	c	l	e	r	a	o	v	t	o
l	n	a	u	j	x	v	b	x	a	n	t	h	o	x	h	z	j	l	x	m	i	q	j	c	z
i	f	g	w	l	y	k	q	l	w	q	k	i	u	s	x	l	e	u	k	o	v	u	a	g	p
c	x	o	u	v	o	n	y	c	h	o	g	c	d	s	t	l	t	r	i	c	h	o	j	h	y
p	r	l	u	o	i	g	b	z	h	w	n	x	k	o	j	q	k	a	h	n	b	e	x	m	o

Integument Root Meanings

r	k	m	l	t	i	y	b	w	l	n	q	w	h	f	l	f	p	n	t	w	c	w	x	q	x
q	d	h	y	g	z	w	h	i	t	e	t	q	j	a	i	u	a	s	e	b	u	m	l	o	e
c	e	p	y	n	m	j	c	j	f	w	h	m	f	t	r	n	m	j	i	h	u	z	p	f	s
a	a	p	r	i	i	e	p	g	u	u	c	b	w	t	p	d	m	u	j	p	s	j	f	w	c
e	t	o	i	k	k	p	n	a	y	q	n	a	m	y	w	d	e	f	w	u	q	c	e	d	a
c	h	o	v	e	t	k	p	c	d	h	w	g	o	t	s	w	w	n	o	s	b	u	b	f	l
i	t	y	r	g	n	x	w	l	j	y	r	u	u	i	m	q	r	a	i	v	n	s	l	i	e
h	g	s	n	q	v	a	n	t	e	e	o	v	h	s	t	u	j	i	l	n	u	x	a	l	v
v	o	x	h	m	s	r	i	j	t	l	l	a	v	s	y	k	t	l	n	d	g	l	c	o	h
m	b	f	a	t	p	w	k	l	o	l	i	n	k	u	e	h	e	s	u	k	h	y	k	x	u
m	t	d	w	r	r	d	e	b	e	o	e	k	f	e	k	b	a	s	y	f	l	p	d	u	u
o	h	a	i	r	m	w	w	a	k	w	b	d	e	n	m	h	p	i	m	p	l	e	l	r	d
a	a	p	h	j	c	j	l	v	t	e	b	s	b	a	w	h	n	r	r	a	e	b	l	g	y

TEST YOUR KNOWLEDGE

Integument System

Test what you learned from the previous word search puzzle. If you get stuck, refer back to the last word search to find the root word meanings.

Down

1. sudoro

2. papulo

4. myco

8. necro

10. rhytido

13. papillo

15. sclerao

17. melano

Across

2. pyo

3. sebo

4. lipido

5. onycho

6. squamo

7. xantho

8. xero

9. steato

11. pilo

12. leuko

14. tricho

16. unguo

Integument Root Meanings

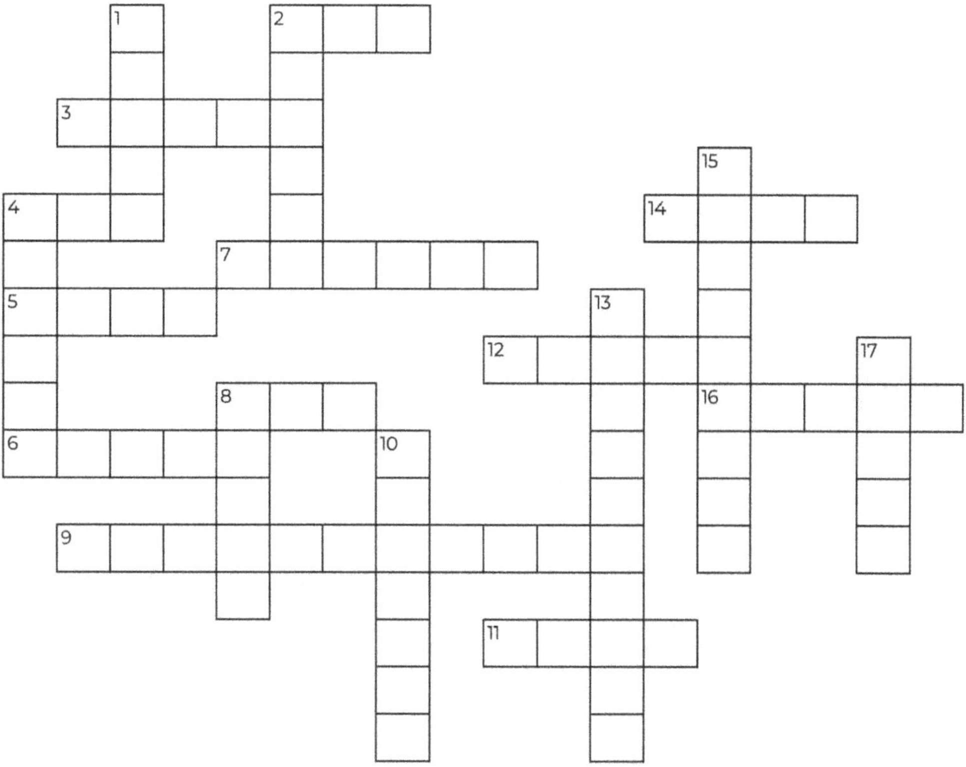

ROOTS & MEANINGS

Muscular System

ducto	to draw
fascio	fascia
fibro	fibers
flexo	bend
kinesio	movement
leiomyo	smooth visceral muscle
myo myoso	muscle
myocardio	heart muscle
pronatio	facing down

rhabdomyo	striated muscle
sarco	soft fleshy connective tissue
supinatio	facing up
tenso	stretch
abduction	drawing away
adduction	drawing inward
eversion	turning out
inversion	turning in
extension	straight limb
flexion	bent limb

Muscular Root Words

i t z o n o o i b q l f c q s f r s a i q w m l e k
r q k d e x o n p r o n a t i o g v b c t f l e x o
z j t t e y q j k e f f j s x w t m d r u p m e t h
w g l e i o m y o v v l m o c e q f u h x i m v e b
g k c o n n h e k c x e x y i i n k c a w n o y n s
x s e z r s a g n c u x r q o n o w t b z v p r s u
r u a n k o o q f n u i o s j s r q i d r e m b i p
k f n r r c j m i o j o g a i j o x o o s r y t o i
o e d v c r n u b h h n u t f o x v n m u s o o n n
r f u m y o c a r d i o f i k e n r p y k i g r n a
f q c k u k d b o p v l m l e x e z b o b o n d c t
w p t u a d d u c t i o n g o n g f y a p n e l e i
c s o k e a z j d r j k w k i n e s i o m z q m f o

Muscular Root Meanings

s y l w r m o v e m e n t b x l y n n b c l k d t h
t u d a f a e m c g c o n n e c t i v e t i s s u e
r f r r m a z a r r w y r n k x t x m n i z t s r a
a a d n a s c d r a w i n g i n w a r d d p r z n r
i c f m i w d i l v g t p e i b n p i w b p e k i t
g i f a s c i a n d d w o q v l e f w s o f t i n m
h n g z o u g n a g y a q d w m i n t g z b c i g u
t g t u r n i n g o u t w a r d n f t w k k h y i s
l d v a j u r r x a j p i j e a w f i l d g e r n c
i o m u s c l e s c w u x w d e w n v b i l b r w l
m w b j w g r s t r i a t e d m u s c l e m b b a e
b n p s j l e f l e s h y t s r e q w d e r b q r y
s m o o t h v i s c e r a l m u s c l e v l s l d u

TEST YOUR KNOWLEDGE

Muscular System

Test what you learned from the previous word search puzzle. If you get stuck, refer back to the last word search to find the root word meanings.

Down

1. tenso
2. leiomyo
4. fibro
5. abduction
6. sarco
8. ducto
10. myocardio
15. fascio

Across

1. rhabdomyo
3. eversion
6. extension
7. inversion
9. pronatio
11. flexion
12. adduction
13. flexo
14. supinatio
16. myo
17. kinesio

CROSSWORD PUZZLE

Muscular Root Meanings

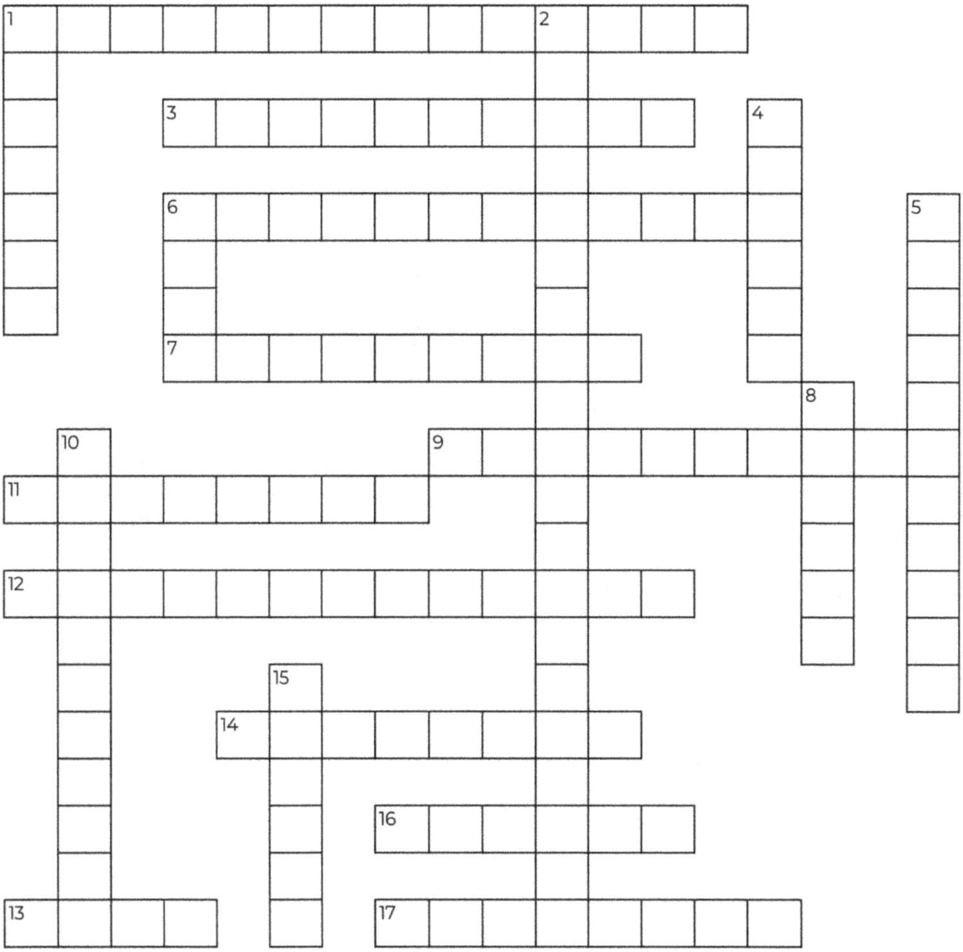

ROOTS & MEANINGS

Cardio System

angio	vessel
aorto	aorta
arterio	artery
athero	yellow plaque
	fatty substance
atrio	atrium
cardio	heart
corono	heart
embolo	embolus
hemangio	blood vessel
myocardio	myocardium
oxo	oxygen
oxi	

phlebo	vein
pulmono	lung
sclero	hardening
sphygmo	pulse
thrombo	clot
valvulo	valve
vaso	vessel
veno	vein
venulo	venule
ventriculo	ventricle

WORDSEARCH PUZZLE

Cardio Root Words

s e p a z v u r t a f u e r b a k m n c t o k d u m

m c m h v w e o p g z m f a r t e r i o k x c z u y

o c s b i p l n u a o f t y f c b g t n d o q h p o

v d k u o n u z u p t m s i t y k v j i k t c a p c

d a g g f l p l o l x h a c p h l e b o z n o i w a

h z l h x i o f m i o n e x f x r n e w f z r x w r

p e c v a a n g i o u w f r x s p o c u f q o s x d

c q m p u r z w c f n l b i o v w l m f o c n z u i

v v l a d l s c l e r o c l d t q f i b a j o a p o

b z l p n c o q g u g v e n t r i c u l o t g t q p

g s p h y g m o v n d o s y v x c j t e r i o o e i

o g z j n z i h l b e a t r i o i v d l t d h j x m

e l c a r d i o r d b z m h s t i v a s o n j z q i

Cardio Root Meanings

g e y d p u b k j u b j v e n u l e y t e u h o d w

q e r e u x a e m b o l u s h v z o d c m n w n m c

r m y a l l y t u x f w a s m s e a l v a b v z y o

k a o e s l m k u j h t p a a t r i u m a q e g o g

d r x r e g o x c n b a j g j d l e n c r e s z c l

j k y u v u s w v e n t r i c l e j g u n d s j a e

s x g p i e l x p r u g s d a f s h p g d h e a r t

y v e i n p s o b l o o d v e s s e l l a t l i d x

s z n x e h d s t l a n z h w n t v z r n r o r i m

a o e d i y e q e i l q o g o i i q c l o t t e u e

r c n a o r t a j l t x u y d r i n f a x y w e m d

d c g v e w c e r b j b r e s t w y g m g m l y r y

f a t t y s u b s t a n c e a o v a l v e o f b z y

TEST YOUR KNOWLEDGE

Cardio System

Test what you learned from the previous word search puzzle. If you get stuck, refer back to the last word search to find the root word meanings.

Down

1. cardio
3. embolo
4. myocardio
6. corono
7. aorto
10. vaso
12. phlebo
13. athero
16. valvulo
18. veno
20. pulmono
21. sphygmo

Across

2. arterio
5. hemangio
8. atrio
9. oxi
11. angio
14. sclero
15. thrombo
17. venulo
19. ventriculo

CROSSWORD PUZZLE

Cardio Root Meanings

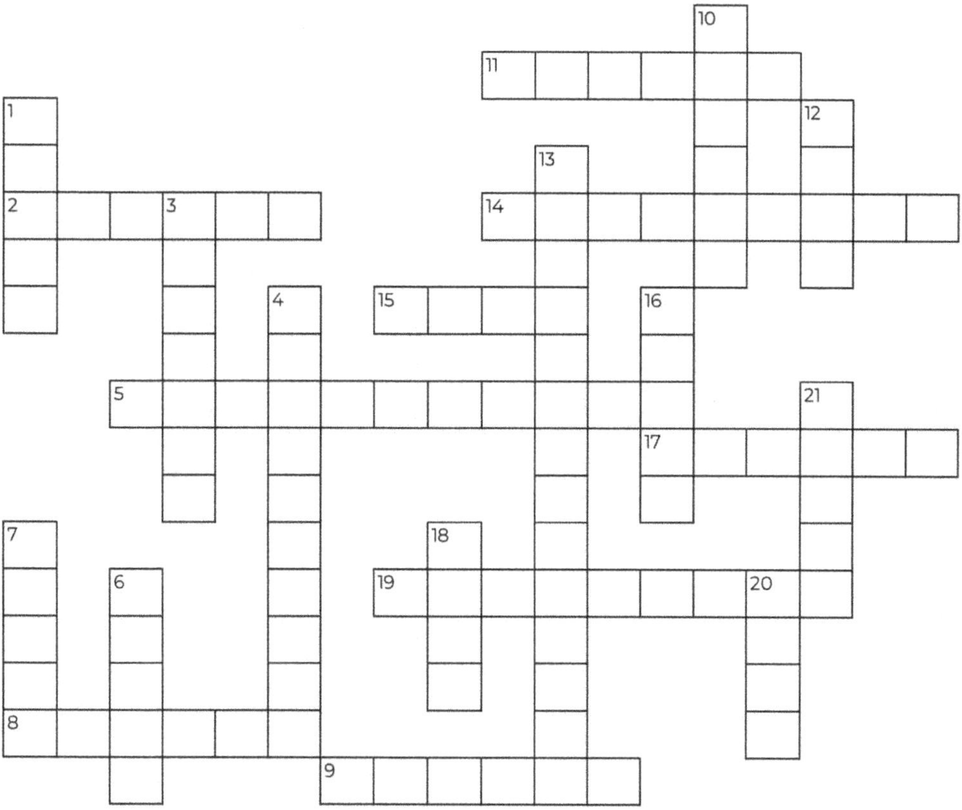

ROOTS & MEANINGS

Visual System

aqueo	water
blepharo	eyelid
conjunctivo	conjunctiva
coreo	pupil
coro	
corneo	cornea
dacryo	tear duct
diplo	double
emmetro	in due measure
glauco	gray
iro	iris
irido	
iso	equal
kerato	cornea
lacrimo	tear
logado	white of the eye
mio	smaller
mydrio	wide
oculo	eye
ophryo	eyebrow
ophthalmo	eye
opto	vision
phaco	crystalline lens
phako	
photo	light
presbyo	old age
pupillo	pupil
retino	retina
sclero	sclera
uveo	iris
	ciliary body
	choroids
vitreo	glassy
opia	vision condition
opsia	
ory	pertaining to

WORDSEARCH PUZZLE

Visual Root Words

o i i k k a o c u l o v p h z l c s c l e r o c b w
a p y r e t i n o k g y h c y a d d b o e z g q r h
a e h l i r o g g n h u a n o c g t x g s o k s m i
f u m t j v a w g o j d k v n r b m a a w b u u f r
p p y g h d t t l o j u o w w i n t a d x l a v w i
u v d r p a g t o x p n n m l m t e z o i e z v e d
c o r o r c l r m c l t e c m o h j o d l p a o e o
z h i y e r e m m e t r o g t n z a l w u h l w r e
s a o m s y p w o i w q z m n i d p o p h a c o z y
o q f u b o p h r y o d e i m j v h l p n r o p b z
w u e g y m d z c c o r e o u d f o x i s o v p z w
v e c s o x t v i t r e o a c y r t h b x i p a i t
b o p m g l a u c o q p u p i l l o v q o z a o s a

Visual Root Meanings

b z v w q p c x e d e c y c t c o r n e a i o n p c
f f v k h y h o s y h v i s i o n c o n d i t i o n
t p d i r i s i n u e s y l r y z t m x t u y g n m
d e w c s w t l q j n l o r i t e a r d u c t l z q
o d a o d i m e k p u p i l s a x z d l o x d i h b
u z e r y d o s o w y n k d p e r t a i n i n g t o
b r c n w e q n p f m d c u q p e y e b r o w h s l
l e y e e a g j i s t n w t k k g t b y m n r t m d
e t y a q b t r m y p h t g i c h o r o i d s m a a
y i n d u e m e a s u r e z m v x h t e d k q a l g
r n j q a v n c r y p d e e g l a s s y c y r d l e
q a e b l i d z p t i i y x y e h t i e a o b y e q
k b n c r y s t a l l i n e l e n s n f s c l e r a

TEST YOUR KNOWLEDGE

Visual System

Test what you learned from the previous word search puzzle. If you get stuck, refer back to the last word search to find the root word meanings.

Down

2. vitreo
3. phaco
5. retino
7. emmetro
9. photo
12. opto
13. corneo
15. ophthalmo

Across

1. uveo
4. dacryo
6. iso
8. coreo
10. ophryo
11. ory
14. mio

CROSSWORD PUZZLE

Visual Root Meanings

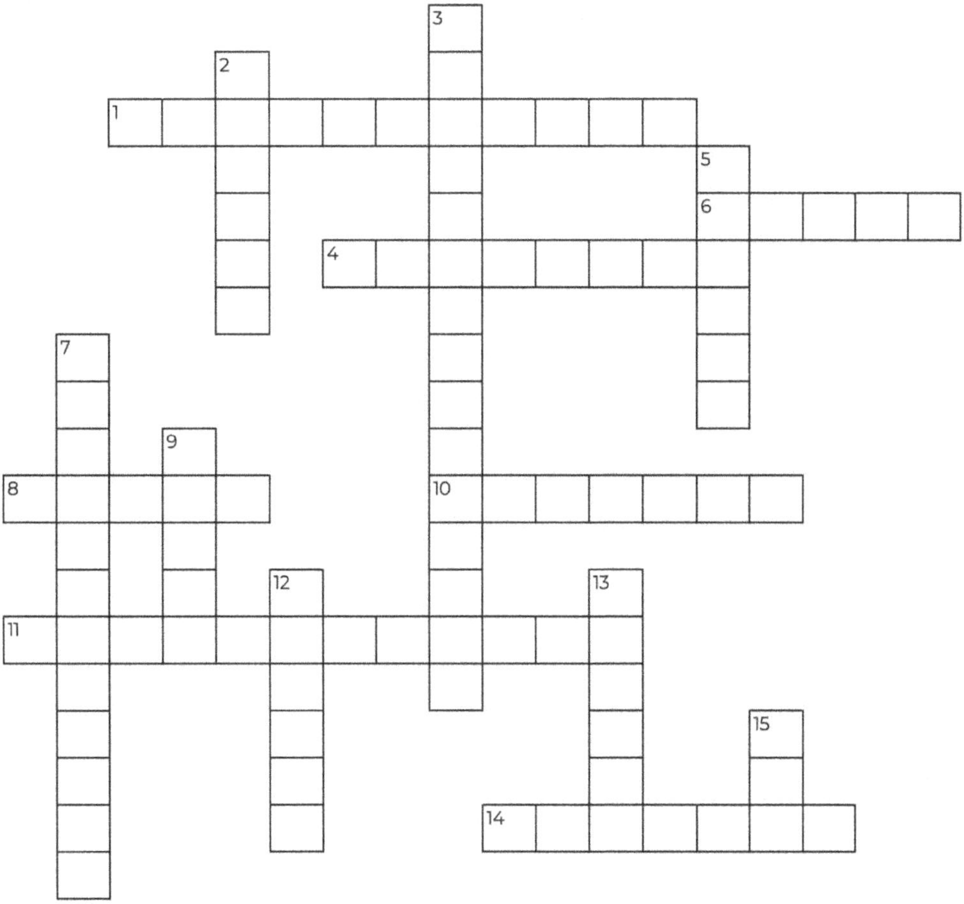

TEST YOUR KNOWLEDGE

Visual System

Test what you learned from the previous word search puzzle. If you get stuck, refer back to the last word search to find the root word meanings.

Down

1. mydrio
3. opsia
5. diplo
6. oculo
8. sclero
13. pupillo
14. aqueo
15. glauco

Across

2. blepharo
4. presbyo
7. lacrimo
9. kerato
10. logado
11. irido
12. conjunctivo

CROSSWORD PUZZLE

Visual Root Meanings

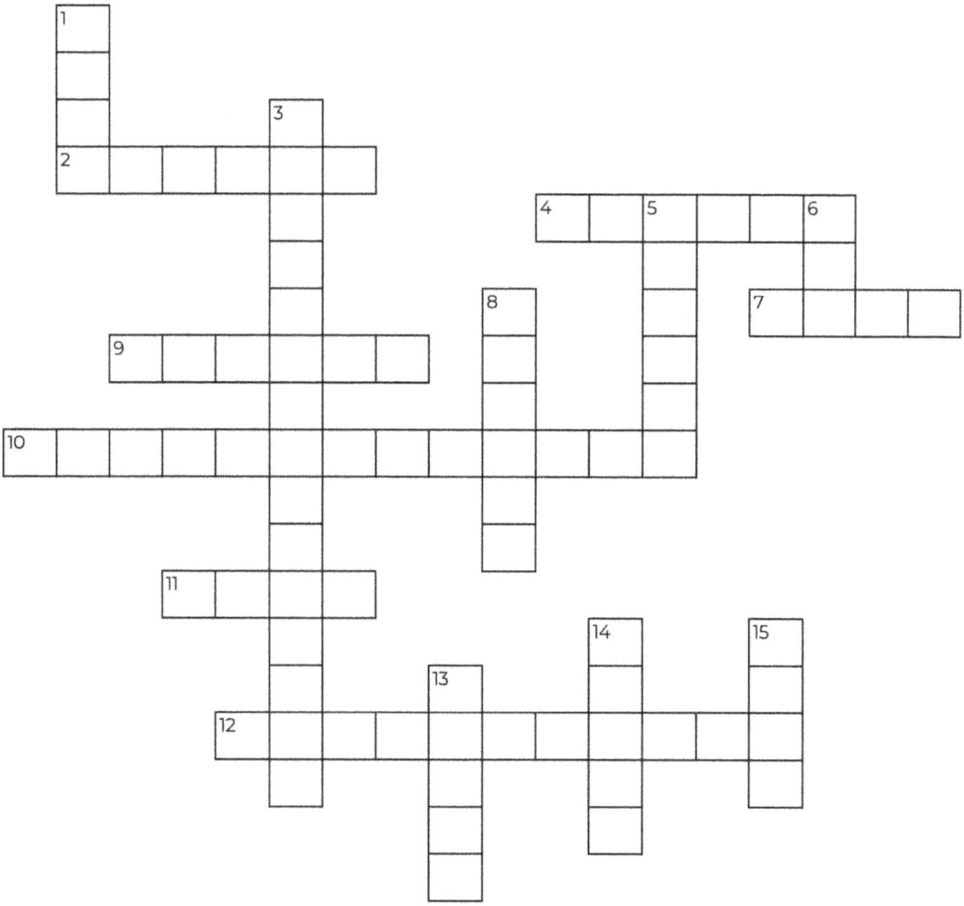

ROOTS & MEANINGS

Auditory System

acouso	hearing
acouo	
acousto	
audio	
audito	
auro	ear
baro	weight
cerumino	cerumen (earwax)
cochleo	cochlea
myringo	eardrum
	tympanic membrane
oto	ear

sono	sound
stapedo	stapes
tympano	eardrum
	middle ear
chalasis	relaxation
ician	one who
plasty	surgical repair
tropia	to turn
cusis	hearing
gram	record
itis	inflammation
phonia	sound

Auditory Root Words

j p n w g b a r o k h i t i s e m v f b l p l c p v

q b l v j g t f t w x s w c q n a s a a p h u h i c

r j i a z y r t a s l n t i k c o c h l e o z a b a

k z p c s d l a o u m b y a t h d t o i p n d l p u

o g v o z t o r m y d w m n a d o u h u o i a a e r

t b t u j c y m d t f i f y y y y o l t o a i s e o

o e c s r s o n o v u a o o r i f c k w v c l i p z

m k g t k q t c f h b n v x o i r h u p j h y s l l

j n a o o c r c e r u m i n o s n m w s t a p e d o

l k n w n u o c r h z i g t c e g g b h i n m h b g

v p n k g l p k f g i w c a c o u s o c w s i n b s

a u d i t o i m u p w f q j n k g i f d b p l g q k

s i s i t v a p t y m p a n o s z s b r z h v t b f

Auditory Root Meanings

r i m i d d l e e a r y l j s q e c d f g g e u c x

e l u a n l d t i w r g u g t s l z z h h k a e w n

l f p r v f q r x n t y m p a n i c m e m b r a n e

a w h p h c l u x a n d h d p o x k s a d l d c v m

x e m z k e j a y p e a r y e d e b k r s x r c f u

a i t s j t a o m p r f w l s c i p c i l a u a w i

t g c t o d q r o m o j r j b o e m x n w h m a c n

i h t k s u r g i c a l r e p a i r x g i k l c o k

o t e o v h n s m n l t l k c m u c u a a r r o c y

n b j x t z q d k y g m i l e o j o m m j y r p h v

q v z x r u f e a r s l g o r z r v o n e w h o l h

t r y v r c r a y g g s o u n d k d u s k n m p e n

e a r d r u m n i n g n h r y a j x q h m u l i a n

TEST YOUR KNOWLEDGE

Auditory System

Test what you learned from the previous word search puzzle. If you get stuck, refer back to the last word search to find the root word meanings.

Down

1. ician
3. phonia
5. baro
7. stapedo
9. gram
13. auro
14. myringo
15. sono
16. cusis
18. tropia

Across

2. itis
4. cochleo
6. chalasis
8. plasty
10. tympano
11. acouso
12. cerumino
17. oto

Auditory Root Meanings

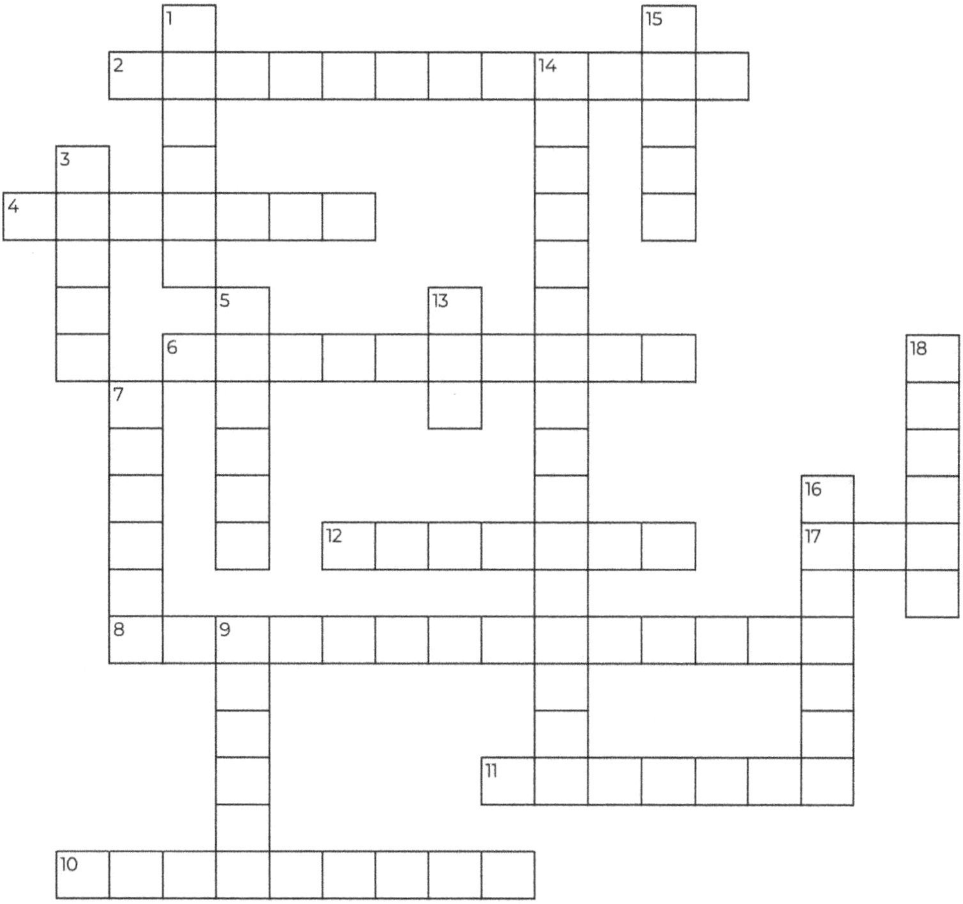

ROOTS & MEANINGS

Respiratory System

adenoido	adenoids
alveolo	alveolus
	air sac
atelo	imperfect
	incomplete
broncho	bronchus
bronchio	bronchial tubes
bronchiolo	bronchioles
capno	carbon dioxide
conio	dust
cyano	blue
epiglotto	epiglottis
laryngo	larynx
	voice box
respiro	breathing
respirato	

rhino	nose
septo	partition
spiro	to breathe
stetho	chest
thoraco	chest
tonsillo	tonsils
tracheo	trachea
	windpipe
ary	pertaining to
capnia	carbon dioxide
centesis	needle puncture
	(to aspirate fluid)
ectasis	stretch

Respiratory Root Words

e	c	t	a	s	i	s	t	v	l	o	h	u	z	t	f	y	f	m	b	f	l	u	k	x	r
g	u	o	z	l	f	n	e	p	i	g	l	o	t	t	o	k	y	t	r	a	c	h	e	o	e
v	g	b	p	h	v	v	k	f	f	l	b	c	e	w	u	l	m	f	o	r	r	i	t	x	s
c	e	f	m	e	s	e	p	t	o	b	x	w	e	w	w	a	d	e	n	o	i	d	o	m	p
o	y	c	u	d	m	p	o	m	g	m	r	h	i	n	o	j	g	e	c	f	w	q	n	h	i
q	k	a	t	n	l	z	m	l	m	p	x	o	j	o	t	x	q	b	h	u	s	g	s	f	r
a	h	p	n	a	o	a	q	r	o	w	f	h	n	s	w	e	d	n	o	f	o	g	i	d	a
c	m	n	d	o	s	b	r	f	z	z	q	k	l	c	x	q	s	y	k	y	y	h	l	l	t
r	a	o	l	s	v	i	t	y	e	x	s	t	e	t	h	o	d	i	i	a	t	e	l	o	o
a	s	p	w	l	p	u	s	g	n	i	l	m	z	p	q	i	m	d	s	b	y	j	o	q	j
b	r	o	n	c	h	i	o	h	x	g	r	e	s	p	i	r	o	r	q	v	c	o	n	i	o
m	n	y	y	i	p	y	r	x	k	q	o	h	d	k	x	d	a	l	x	b	m	w	k	c	m
m	l	d	t	b	a	a	v	o	f	k	b	x	t	h	o	r	a	c	o	o	r	l	g	u	a

Respiratory Root Meanings

n	q	l	b	u	y	i	n	c	o	m	p	l	e	t	e	k	e	b	h	b	p	a	h	c	b
j	v	p	f	l	h	n	d	u	a	g	g	e	p	i	g	l	o	t	t	i	s	d	c	a	r
v	c	o	e	d	u	b	o	s	t	r	e	t	c	h	k	z	t	b	i	w	z	e	h	r	o
g	i	a	i	r	k	e	i	s	l	c	b	w	a	l	v	e	o	l	u	s	t	n	e	b	n
c	m	d	r	c	t	h	c	h	e	s	t	o	g	k	f	e	n	p	b	d	o	o	s	o	c
t	p	l	b	r	e	a	t	h	i	n	g	p	n	j	r	x	s	a	d	o	b	i	t	n	h
r	e	c	a	r	a	b	i	j	b	e	k	l	w	d	f	w	i	r	c	z	r	d	h	d	i
a	r	o	q	r	o	v	o	n	b	r	o	n	c	h	i	a	l	t	u	b	e	s	r	i	o
c	f	h	n	n	y	n	z	x	i	v	a	b	c	t	m	o	s	i	o	j	a	l	n	o	l
h	e	d	u	s	t	n	c	w	i	n	d	p	i	p	e	x	x	t	q	q	t	o	m	x	e
e	c	m	d	d	i	s	x	h	v	f	g	c	s	o	s	k	g	i	e	h	h	h	l	i	s
a	t	n	e	e	d	l	e	p	u	n	c	t	u	r	e	t	e	o	d	c	e	m	i	d	t
g	v	l	w	a	i	r	s	a	c	s	m	y	o	p	p	l	h	n	a	e	h	v	e	e	f

TEST YOUR KNOWLEDGE

Respiratory System

Test what you learned from the previous word search puzzle. If you get stuck, refer back to the last word search to find the root word meanings.

Down

1. cyano
3. tracheo
5. adenoido
6. tonsillo
8. laryngo
9. bronchiolo
11. capno
12. alveolo

Across

2. stetho
4. ary
7. epiglotto
10. spiro

CROSSWORD PUZZLE

Respiratory Root Meanings

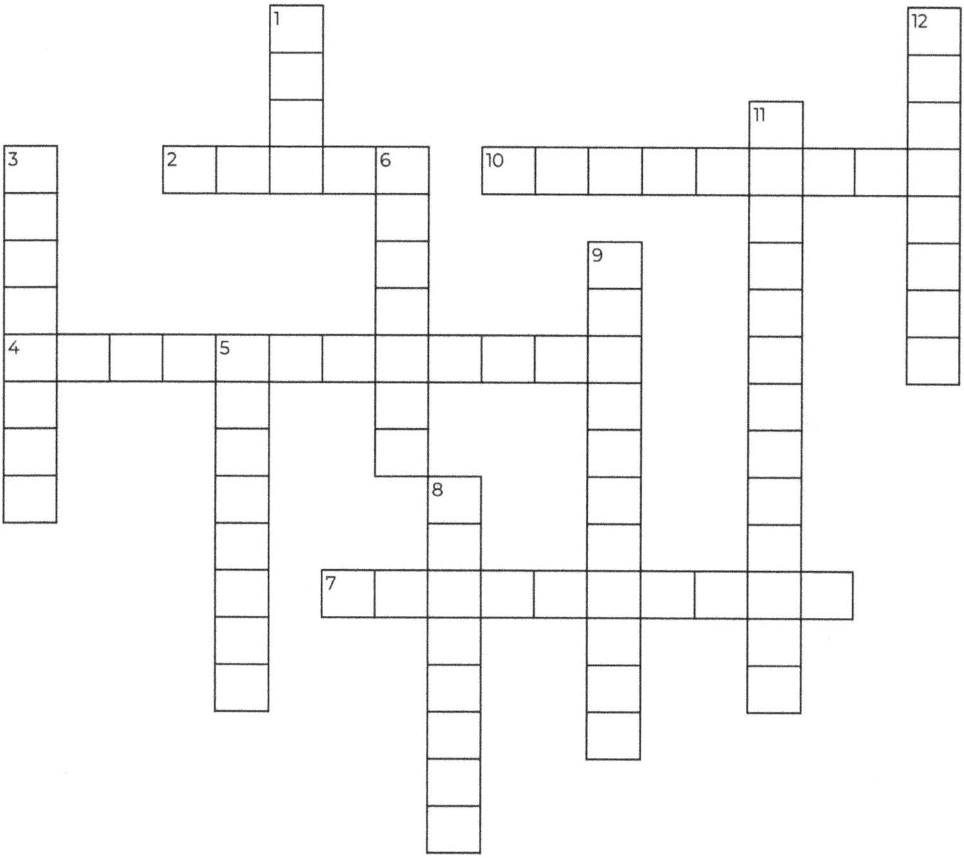

TEST YOUR KNOWLEDGE

Respiratory System

Test what you learned from the previous word search puzzle. If you get stuck, refer back to the last word search to find the root word meanings.

Down

2. centesis

3. thoraco

4. respiro

7. tracheo

11. rhino

13. ectasis

Across

1. bronchio

5. septo

6. atelo

8. capnia

9. conio

10. alveolo

12. broncho

CROSSWORD PUZZLE

Respiratory Root Meanings

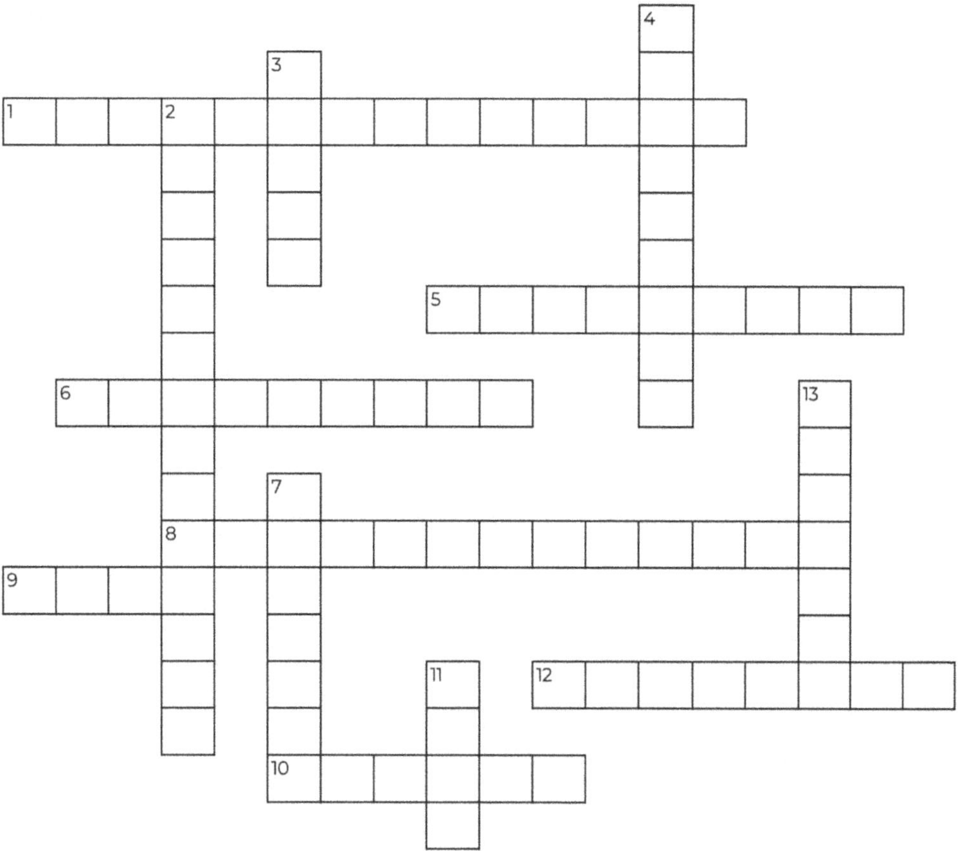

ROOTS & MEANINGS

Respiratory System

lobo	lobes
mediastino	mediastinum
naso	nose
oxo	oxygen
oxi	
pectoro	chest
pharyngo	throat
phaso	speech
phono	voice
	sound
phreno	diaphragm
pleuro	pleura
pneumo	lung
	air
pulmono	lung

pyo	pus
gram	record
osmia	smell
ostomy	artificial opening
oxia	oxygen
phasia	speech
phonia	voice
	sound
pnea	breathing
sphyxia	pulse
stenosis	narrowing
	constricting
thorax	chest

Respiratory Root Words

j d a k b p p a q t p x m s r k c j r u b p v j q s
o s m i a d h k c o v h m v n x p n e a x h t o d t
t b e z c p j r g u p y o z m a b u z m k a d s n e
j h l d s o s e e p i m r n t j s z v w f s y t g n
z q o s p h x t e n h s q p i t v o f w e o u o m o
b f b r c h i i j m o a m h e a q l d h v m b m m s
j k o l a q a v a q e z s t a c d l l q m o p y d i
k w i a a x u r h r m e d i a s t i n o u m l y h s
p n e u m o w q y l g r w a a h q o i o i o e t q x
m e r q j h t w q n u p a g y o c m r r r e u m a c
m s k c h d o x o k g l a r h p u l m o n o r m o e
p p h o n o h e o b o o y a a i g e s m b g o l x o
t w l d s p h y x i a r v m v t w c o z z n f i i p

Respiratory Root Meanings

n h s r d r n o x y g e n z j p g d k c b l o b e s
k a r o u i o u h z y j m p e u q m q o d o r n e w
s f r q u a a r t i f i c i a l o p e n i n g e t p
j p d r d n n p q t l r u s m s q b f s z o i j a l
i r e c o r d u h h n o x y g e n u d t p s q z u e
r y u e v w v e s r w m u f h l b a o r o e f y p u
e f a p c m i w b o a c v o i c e i k i p e e s l r
c h e s t h s n y a g g h b v b f r m c e h l c s a
l e v q l t f o g t w w m s y b r e a t h i n g h w
u y m o l x v t u a s y l m d l r b a i s e z v u j
n m e d i a s t i n u m c e u p u s b n n o s y a k
g e j o e c s d r q d u g l x s a d a g k e q t c z
z c n o l w e k d z c d t l j s z a l u n g b e d u

TEST YOUR KNOWLEDGE

Respiratory System

Test what you learned from the previous word search puzzle. If you get stuck, refer back to the last word search to find the root word meanings.

Down

2. phono
3. stenosis
6. pnea
8. naso
12. sphyxia
13. pharyngo

Across

1. thorax
4. oxo
5. lobo
7. ostomy
9. phonia
10. pneumo
11. phasia
14. pleuro

Respiratory Root Meanings

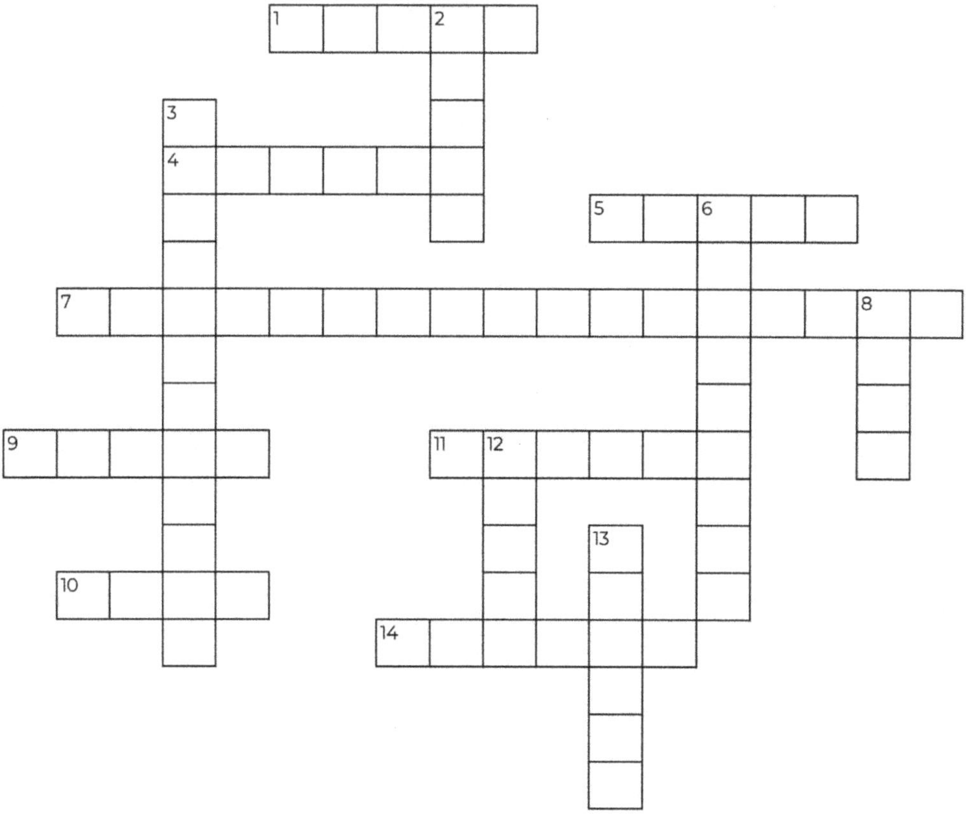

TEST YOUR KNOWLEDGE

Respiratory System

Test what you learned from the previous word search puzzle. If you get stuck, refer back to the last word search to find the root word meanings.

Down

2. pectoro
3. pyo
4. phreno
6. oxia
10. pneumo
11. phaso
12. pulmono

Across

1. mediastino
5. phonia
7. gram
8. stenosis
9. phono
11. osmia

Respiratory Root Meanings

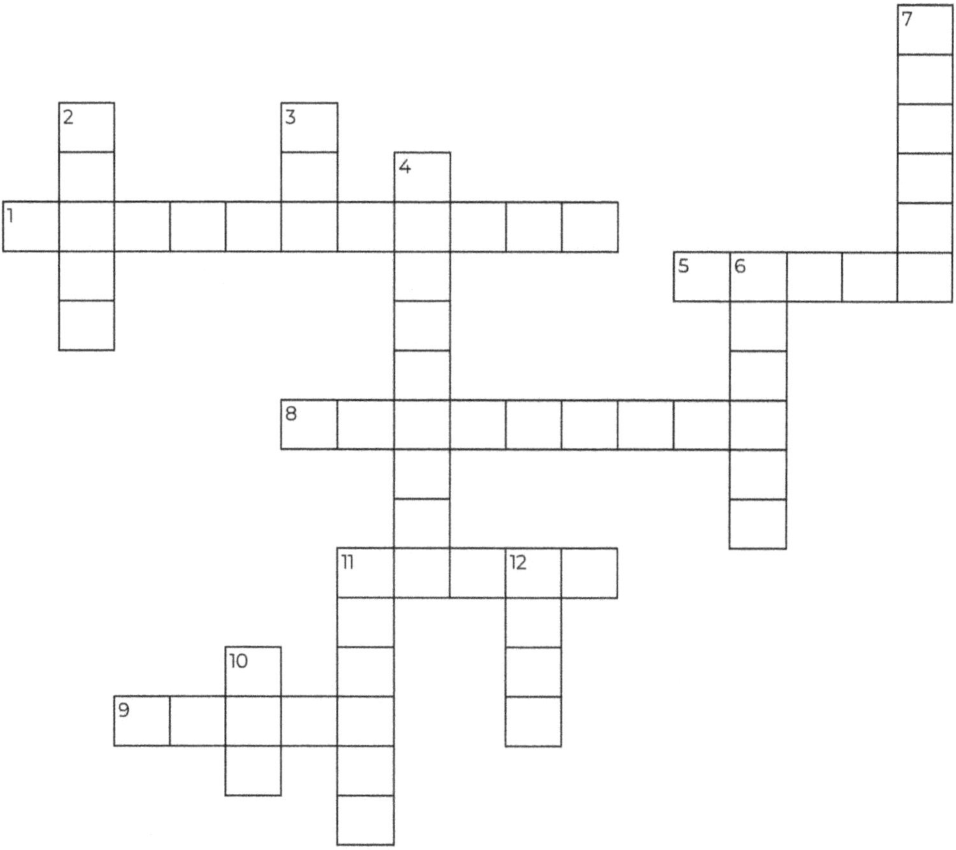

ROOTS & MEANINGS

Nervous System

hemi	half	duro	dura mater
hydro	water	echo	sound
hypno	sleep	encephalo	brain
pachy	thick	esthesio	sensation
para	beyond	ganglio	ganglion
polio	gray	glio	glue
quadri	four	hypothalamo	hypothalamus
sub	below	kinesio	movement
algia	pain	medullo	medulla
itis	inflammation	meningo	membrane
lexia	speech	meningio	meninges
malacia	softening	mento	mind
cranio	skull	phreno	

Nervous Root Words

l k w e c r h m m g a n g l i o z c n s m u s g b i
h p a c h y m y j e t z l c v r l p j m z e h l f e
m m k h w f e i p s n h m e n i n g o y a q q i q n
o e h o i l d p l o e t i d x e p v e l t l o o h c
a k n e c n u s s x t f o a o i p n b y i q a f i e
a l g i a x l t u x k h u r x m a y e s k o a c q p
b d h d n u l p b u c x a j l k r v s z i l k m i h
x r u o u g o t p f b r i l i c a p t p n u z w u a
t m h r l u i a a h e m i e a w k e h t e h w h l l
j b y e o s f o b p k k f e y m r l e m s n y x z o
e i d k o o a w n e g w i a e w o b s k i p s p l y
u c r a n i o j q u a d r i j j w n i k o b n m n u
j o o t i z c g u p h r e n o o u k o i t i s k q o

Nervous Root Meanings

m p l i f z o c y s q h g f q s u l d w k z i f b f
b e v l p w d e a e m v q t o k g g b z m d n p e h
c q d k t u n u s n f o v k p u f r o r e f f p y c
s i x u r h z f r s w z v y g l r a g a n g l i o n
o k p f l a o t h a b z s e k l b y t y i s a o n e
u f a d j l r s h t m m b c m u u m q v n u m s d f
n t i n q f a f y i x a g e b e l o w s g l m m i e
d m n a i d u y s o c c t q o p n t s m e u a b l v
v b v u p b s w l n e k g e z w a t e r s r t m g m
e m e m b r a n e b n c l z r c z j p y p l i e p i
z y s m b a t k e j k r u r s s p e e c h w o h g n
v o z y m i k o p l s k e z f g j q s x k c n q d d
s o f t e n i n g l e h i a h y p o t h a l a m u s

TEST YOUR KNOWLEDGE

Nervous System

Test what you learned from the previous word search puzzle. If you get stuck, refer back to the last word search to find the root word meanings.

Down

1. duro

3. phreno

5. sub

6. meningo

8. hypothalamo

10. malacia

11. algia

12. cranio

14. hemi

15. esthesio

20. kinesio

21. pachy

23. encephalo

Across

2. medullo

4. glio

6. meningio

7. para

9. echo

12. hypno

13. ganglio

16. itis

17. hydro

18. quadri

19. lexia

22. polio

CROSSWORD PUZZLE

Nervous Root Meanings

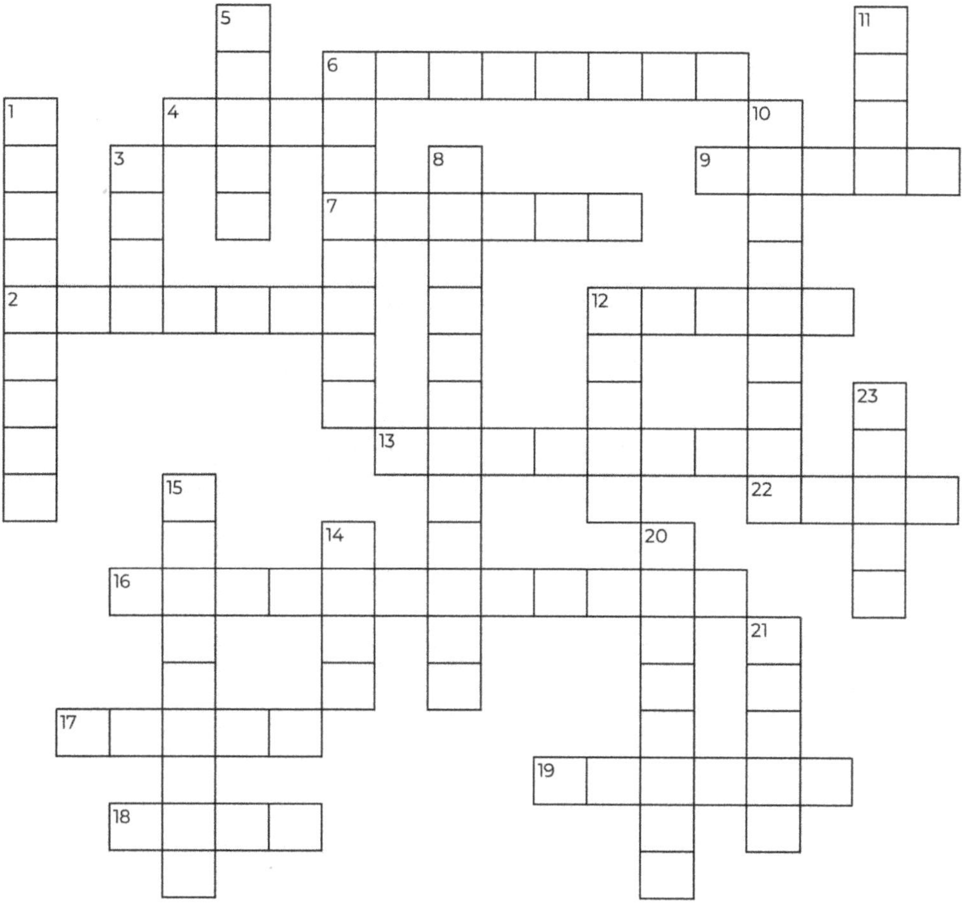

ROOTS & MEANINGS

Nervous System

mania	obsessive
mnesia	memory
noia	mind
paresis	partial paralysis
phobia	fear
plegia	paralysis
schisis	splitting
thenia	weakness
us	condition
algesio	pain sensitivity
cephalo	head
cerebello	cerebellum
cerebro	cerebrum
myelo	spinal cord
myo	muscle
nacro	numbness
neuro	nerve
phaso	speech
ponto	pons
psycho	mind
radiculo	nerve root
schizo	split
somn	sleep
vago	vagus nerve
ventriculo	ventricle

Nervous Root Words

f	r	n	w	u	s	r	b	z	j	o	u	n	a	c	r	o	e	w	l	p	h	o	b	i	a
b	z	n	c	b	e	m	k	a	q	r	e	r	m	b	z	s	r	j	r	i	x	q	o	x	s
p	j	c	c	e	p	h	a	l	o	c	m	a	n	i	a	c	w	p	o	n	t	o	n	o	r
g	l	v	t	i	r	v	i	g	h	p	x	j	x	t	m	h	q	r	j	s	t	y	s	l	a
l	w	e	d	i	z	o	z	e	a	g	w	n	t	y	y	i	c	y	j	o	l	o	c	p	d
c	e	n	g	a	b	f	p	s	n	p	w	e	x	o	e	z	e	o	e	m	c	v	h	s	i
p	e	t	n	i	a	a	h	i	j	q	a	u	e	k	l	o	r	f	q	n	h	h	i	a	c
x	k	r	g	m	a	j	a	o	p	b	v	r	p	b	o	x	e	u	t	q	m	x	s	h	u
i	a	i	e	j	k	q	s	p	g	s	s	o	e	u	t	j	b	c	g	h	n	d	i	w	l
j	q	c	l	b	t	n	o	i	a	w	y	l	t	s	c	x	e	d	b	t	e	y	s	e	o
t	t	u	k	f	r	q	n	r	z	o	o	c	l	d	i	n	l	l	a	t	s	n	p	z	w
v	l	l	c	h	s	o	h	v	k	r	r	y	h	p	o	s	l	d	k	x	i	m	i	x	n
i	i	o	s	n	t	e	q	z	x	m	y	o	c	o	r	a	o	j	c	v	a	g	o	a	o

Nervous Root Meanings

x	p	d	s	m	u	s	c	l	e	j	f	e	y	t	w	n	w	h	x	r	w	i	y	n	b
e	o	m	p	x	u	p	u	k	j	e	p	a	i	n	s	e	n	s	i	t	i	v	i	t	y
z	n	w	l	b	n	i	s	n	c	h	q	m	s	x	w	r	a	h	y	s	l	m	c	v	z
w	s	w	i	v	b	n	c	v	o	b	s	e	s	s	i	v	e	k	n	s	o	v	e	a	p
k	s	u	t	e	p	a	p	e	x	j	w	w	b	m	x	e	i	p	n	l	z	f	r	g	a
p	a	r	t	i	a	l	p	a	r	a	l	y	s	i	s	r	n	k	u	e	p	p	e	u	r
l	z	j	i	z	n	c	v	s	s	e	s	s	o	n	t	o	m	e	q	e	s	e	b	s	a
f	p	c	n	k	i	o	g	o	p	s	b	l	h	d	d	o	k	t	r	p	h	s	r	n	l
e	b	o	g	q	g	r	w	h	l	e	d	e	l	e	e	t	r	m	g	v	l	a	u	e	y
a	d	m	f	l	v	d	y	r	i	y	e	a	l	a	a	e	r	f	j	i	e	y	m	r	s
r	a	i	s	n	k	a	l	g	t	v	o	c	g	l	x	d	v	m	e	m	o	r	y	v	i
v	e	n	t	r	i	c	l	e	e	z	z	x	h	k	u	f	s	r	q	m	j	u	h	e	s
t	w	d	p	c	o	n	d	i	t	i	o	n	k	n	u	m	b	n	e	s	s	m	z	v	w

TEST YOUR KNOWLEDGE

Nervous System

Test what you learned from the previous word search puzzle. If you get stuck, refer back to the last word search to find the root word meanings.

Down

1. cephalo

3. myelo

6. vago

8. cerebro

10. schizo

11. cerebello

12. mnesia

15. neuro

16. phobia

18. ponto

19. psycho

21. myo

22. algesio

23. plegia

Across

2. paresis

3. schisis

4. thenia

5. phaso

6. ventriculo

7. somn

9. noia

13. mania

14. us

17. radiculo

20. nacro

CROSSWORD PUZZLE

Nervous Root Meanings

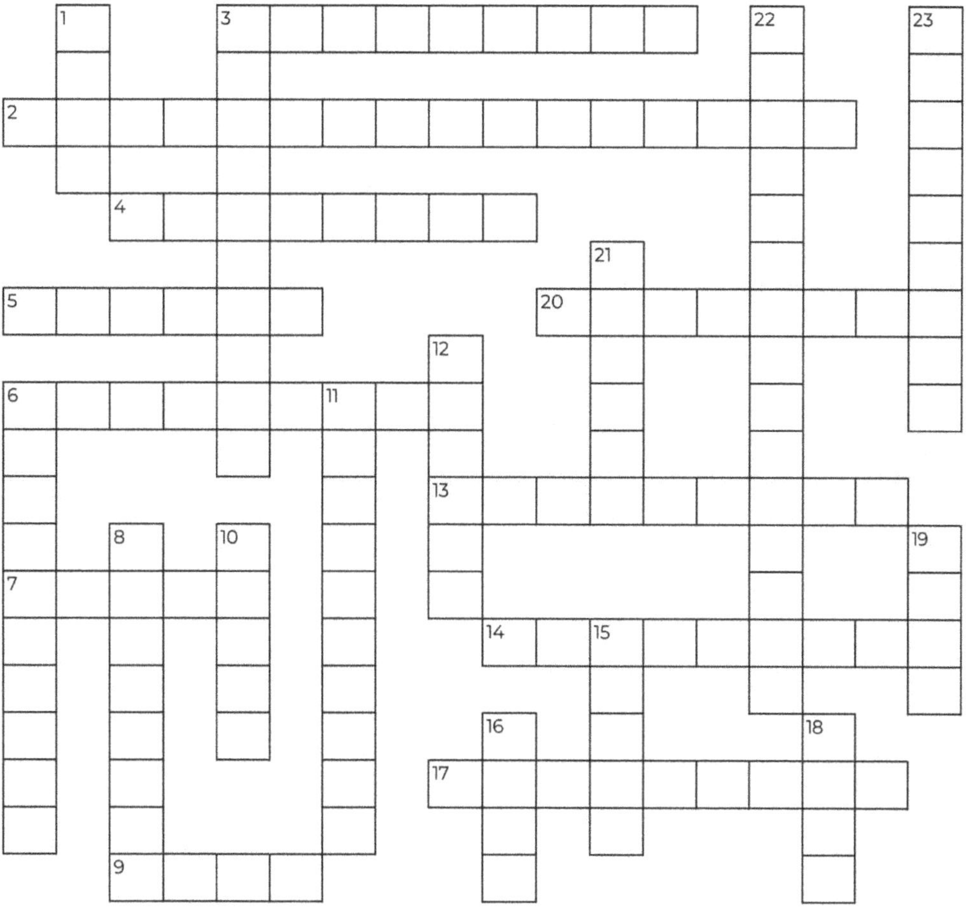

ROOTS & MEANINGS

Lymphatic System

adeno	gland
baso	base
eosino	red rosy
erythro	red
granulo	granules
hemo hemato	blood
immuno	safe protection
karyo	nucleus

leuko	white
lymphadeno	lymph gland
lymphangio	lymph vessels
apheresis	removal
blast	immature
cytosis	condition of cells
emia	blood condition
globin globulin	protein

Lymphatic Root Words

l g e m c e s k a r y o f c s m g b z j d u r a y e
o r k l c x z q i c n e a y q n n l a z x o e t y m
m a n g y n e q w c k j g t t r t y o r g t h h m i
s n e t i m d o u n b a s o b f x m e b x b p e d a
q u t s o t p x s x a p d s i h i p n v i h g b m q
a l i x p s i h k i i s h i h e u h i g x n a b v o
f o u x j a z z a d n q x s a m k a x v w t x b c k
c e e f c d y a e d s o q f h a k n d u f f w l m c
a p h e r e s i s i e o o l f t m g k d c d l a i y
o n c w i n l p q p j n u l e o n i j r i b l s m f
i f n r t o a d n l x h o y b u t o h r o p v t e m
i o p y m z t j q s n k i s w x k n r e r y t h r o
i m m u n o z g l o b u l i n k q o w m o y a u q o

Lymphatic Root Meanings

o u l n n u c l e u s z w g u r s a x b a s e d n v
q v y b e b t k l k k k i x m j e q z e s e j e p e
r m m r s w l y u y c w x z d d a m h e c c x b r i
e b p t x c i o q f m m b l o o d c o n d i t i o n
d h h y t l h v o t c p y h t y p n b v t d q l t c
r j g z w h i t e d w z h b l p v r i r a l f g e y
a o l k b q y p s v d d p v o b f o a l a l t w c q
d g a e i a h r h u w v h k e u d s p a u u a s t a
c o n d i t i o n o f c e l l s f y e u g q g m i c
u d d h o r w t s s b q g x e d s j v p y l q b o k
i m m a t u r e o d a d h v v e e e c i s a a n n f
h n g w c m t i v z t f h r e d h t l j a j x n w p
b l y s g r a n u l e s e h o w p y w s m j u n d s

TEST YOUR KNOWLEDGE

Lymphatic System

Test what you learned from the previous word search puzzle. If you get stuck, refer back to the last word search to find the root word meanings.

Down

1. lymphangio
2. globulin
6. adeno
10. baso
11. cytosis
14. immuno
15. erythro

Across

3. apheresis
4. leuko
5. emia
7. lymphadeno
8. karyo
9. eosino
10. hemato
12. granulo
13. blast

CROSSWORD PUZZLE

Lymphatic Root Meanings

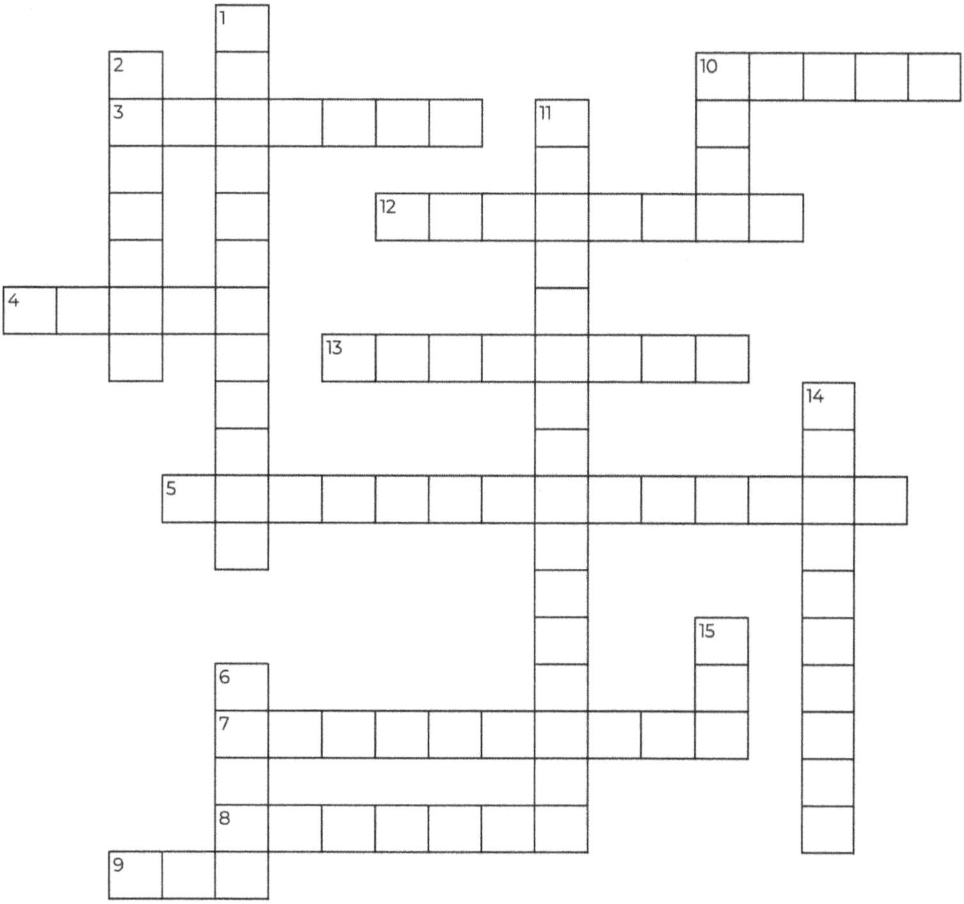

ROOTS & MEANINGS

Lymphatic System

mono	single
morpho	shape
	form
myelo	bone marrow
necro	death
neutro	neither
	neutral
sidero	iron
sphero	globe
	round

spleno	spleen
thymo	thymus
tonsillo	tonsil
megaly	enlargement
phoresis	carrying
	transmission
poiesis	formation
stasis	stop
	control

Lymphatic Root Words

n s l s u t c b k g f f d u m w e e m y e l o i t j

h e i l s y s t a s i s s p e e m k c h c m o u o w

b q o d c q l m m r l s e a m n g z k g g b i a n z

p m q y e g n n r h c f n x z i u a r s j s y t s v

h l k l e r r t x s h t x e l s v y l c b z l q i s

o w s h m h o o o p u n x h u g i u p y o t t w l m

r b r n o n d s l l v n k n i t x u m o n o s u l e

e f k m r d n i p e t c z v z z r z h y y e c p o u

s y f p p z v u u n o b n c o s e o n j z f n p f f

i o m m h r b c p o a d e d e e m h b p o i e s i s

s s b p o n y h s p l w c x j f m n h p t k a c t g

m r x j p p q e q r m p r e e l s p h e r o q u p y

k j q t h y m o j c e n o o p m h s g s b d a p y d

Lymphatic Root Meanings

t d c j q x p l z j j g v b j w q g c d a y b n r y

q r v j r d e a t h z p x o l t s q v y q b h k o k

o l a r m v y p k o o d z n z i i f z p a n o h u t

t a w n v p n k g d g a o e a e n l a r g e m e n t

f e t h s z f f i l k l g m i c g t n f o y y m d w

o z h h l m k n s t o p q a z l l h v e v c c q i d

r j y n t x i j m h w b h r f c e n t g u q a l q c

m z m j e d x s s n a f e r j o l f v o g t r o y g

a p u m f i y p s a b p b o t n l f r h n v r j m w

t w s e y l t n h i g b e w f t j d o n q s y a h k

i w e e u n t h m y o w z h p r x y s r e h i f l l

o i t e e i w a e u a n n m d o b y s p m p n l y f

n m z i r o n m j r s d x s p l e e n h y m g b e y

TEST YOUR KNOWLEDGE

Lymphatic System

Test what you learned from the previous word search puzzle. If you get stuck, refer back to the last word search to find the root word meanings.

Down

1. phoresis

5. tonsillo

8. myelo

10. spleno

12. thymo

14. necro

Across

2. megaly

3. mono

4. sphero

6. sidero

7. morpho

9. stasis

11. poiesis

13. neutro

Lymphatic Root Meanings

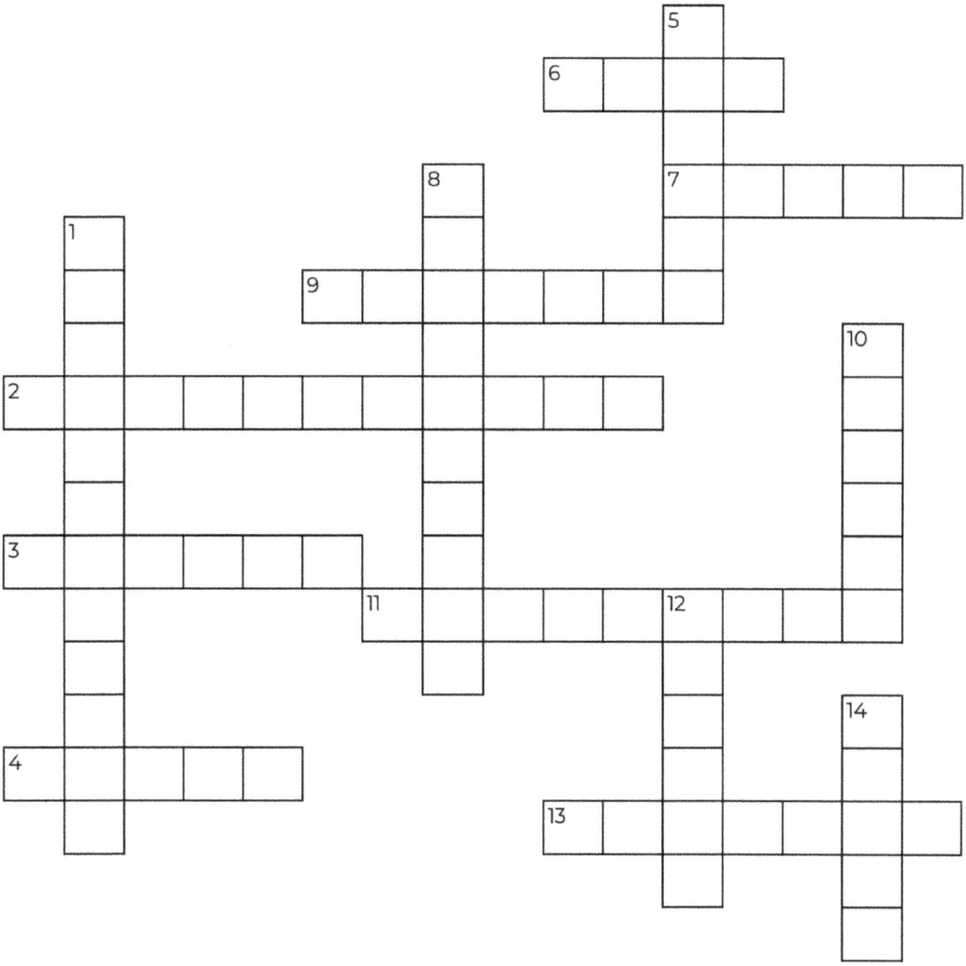

ROOTS & MEANINGS

Endocrine System

acro	extremities
	height
adeno	gland
adreno	adrenal glands
andro	male
calco	calcium
cortico	cortex
crino	to secrete
dipso	thirst
estro	female
galacto	milk

gluco	sugar
glyco	
gonado	sex glands
homeo	sameness
eu	unchanged
ex	normal
hyper	outside
	excessive
hypo	below normal
pan	all

Endocrine Root Words

y k g l y c o q s s e r n o c b c l m h r e u k j t
r m n o j w z a g k s k h j s p c o a u y l p x l b
a d r e n o t e a j t g y f a n y s r l l p g g s d
g s b h q l d o z u r a p s d o n u c t x j o c x i
b a e u n m v k m d o n e k e p z o q h i r p q v p
m x l r c r i n o m r o r m n o g v h f e c j u b s
e a e a z j b m n n v q e x o t o s q o f r o g o o
c j z c c u c g w s v c y a p x n a n i m m c t e n
g p w r y t l s u h d a o a w u a g h w z e o l n x
j n o j f x o o h h n l s k c w d t s e v t o b x e
a a c r o z q t d e z c m p t h o q b j s d d u e x
j k u k s x c h r t n o c r a k u q u a n d r o v b
v a p h t g l u c o w b l t a n m s a q g p v q d l

Endocrine Root Meanings

a w c e n o r m a l b o x l n c a h a b h k d d v m
s a k x l m s i a n h j l h e i g h t e p n h f s a
i a w t u c a l c i u m b u q q l g r l e g p a e l
c h m r d n n k d l z e n h a l l s c o s y s t x e
e t s e l a c s f y i f i j f s x c a w e s n o g b
v l b m n x g h l a d r e n a l g l a n d s g s l k
w d i i p e q v a p n c z m o v b t x o h t l e a v
z s w t t c s y c n o s u g a r p h a r p c k c n l
x m w i a g q s y l g u f r q l j q q m p t u r d d
p n h e z y n u i x l e g f b b e b n a o s u e s j
o u t s i d e s h a a r d r k n f q t l w a u t x a
a w b a i a x g t c n o j t h i r s t e g d i e o u
c o r t e x g k p l d a l v k v e x c e s s i v e z

TEST YOUR KNOWLEDGE

Endocrine System

Test what you learned from the previous word search puzzle. If you get stuck, refer back to the last word search to find the root word meanings.

Down

1. hyper
3. ex
4. adreno
5. acro
6. calco
9. adeno
12. crino
15. gluco
17. galacto
18. dipso

Across

2. gonado
7. pan
8. hypo
10. andro
11. estro
13. eu
14. cortico
16. homeo

Endocrine Root Meanings

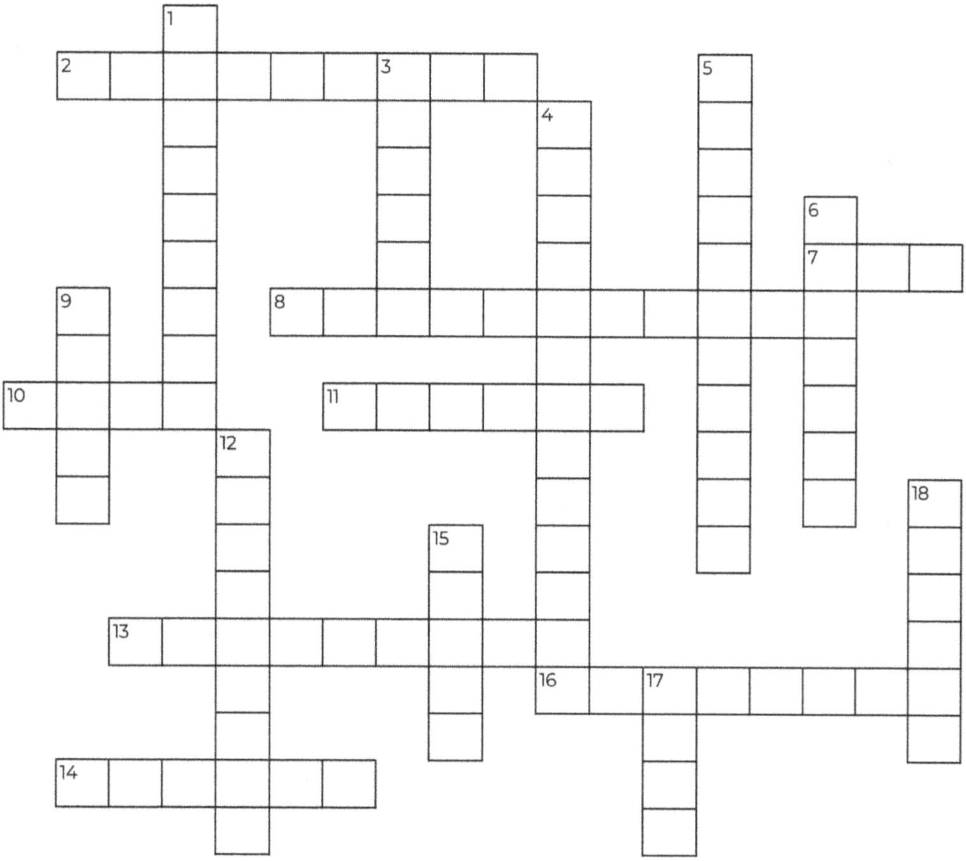

ROOTS & MEANINGS

Endocrine System

immuno	safe
kali	potassium
lacto	milk
natro	sodium
pancreato	pancreas
parathyroido	parathyroid gland
pinealo	pineal gland
pituitaro	pituitary gland
somato	body
thymo	thymus gland

thyro	thyroid gland
toxico	poison
uro	urine
drome	running
emia	blood condition
genesis	production
ism	condition
tropin	stimulating function

Endocrine Root Words

t a y h h q u t d s o h i d y s p d h g x s q n y s

i m m u n o u e h p j f m r g n a n i s m n t w h o

q z s a e t t a o y s z d o w k n u n s m b y b p m

c m t f j g o y b d m h y m y x c v y l a c t o q a

t y k a l i d i q r a o g e v k r x e t f e v z f t

t o i l p u s l s g p y n y s z e j h p l z s u n o

h c x a p i t u i t a r o l n s a g i e i p m r p a

y u c i z q y o e i s m i v m q t f e m b n g o w y

n q m d c r m l l t r o p i n n o f s n j n e y z j

a t e s x o j m v s v h z t x j a z y s e c w a d h

t m m f p a r a t h y r o i d o m c s b p s y t l n

r m i w h r b i o z w m v u b g a n n k f c i u w o

o w a e b r v p t c a w x b t h y r o f v y r s j f

Endocrine Root Meanings

i m q g u u a i r p i n e a l g l a n d t q l p p a

p i t u i t a r y g l a n d p y m b m s h l m a w c

h l b r g o u w n p j d y r c b t t s e y s f n s o

q k p o v q p s k x o q e q u v y u a c m x p c y n

w o b l o o d c o n d i t i o n y w f l u p r r a d

d r n b p q p z c d v p s l o t n t e n s b o e k i

p o t a s s i u m l i m i o y r h i n b g v d a a t

e r j u d s x i w g v u q c n l g h n t l b u s e i

t h y r o i d g l a n d m g s e y d p g a l c c l o

a i l i e x e s t i m u l a t i n g f u n c t i o n

s a k n p m t a m l z n x m c u e g i a d z i p t p

n t b e v l g h m t o y y w r s e k r m l b o d y i

p a r a t h y r o i d g l a n d u a i e g j n g n g

TEST YOUR KNOWLEDGE

Endocrine System

Test what you learned from the previous word search puzzle. If you get stuck, refer back to the last word search to find the root word meanings.

Down

1. pituitaro
4. thymo
5. ism
6. tropin
7. lacto
8. somato
9. pinealo
10. drome
13. toxico
16. kali

Across

2. uro
3. genesis
6. natro
9. parathyroido
11. emia
12. thyro
14. immuno
15. pancreato

Endocrine Root Meanings

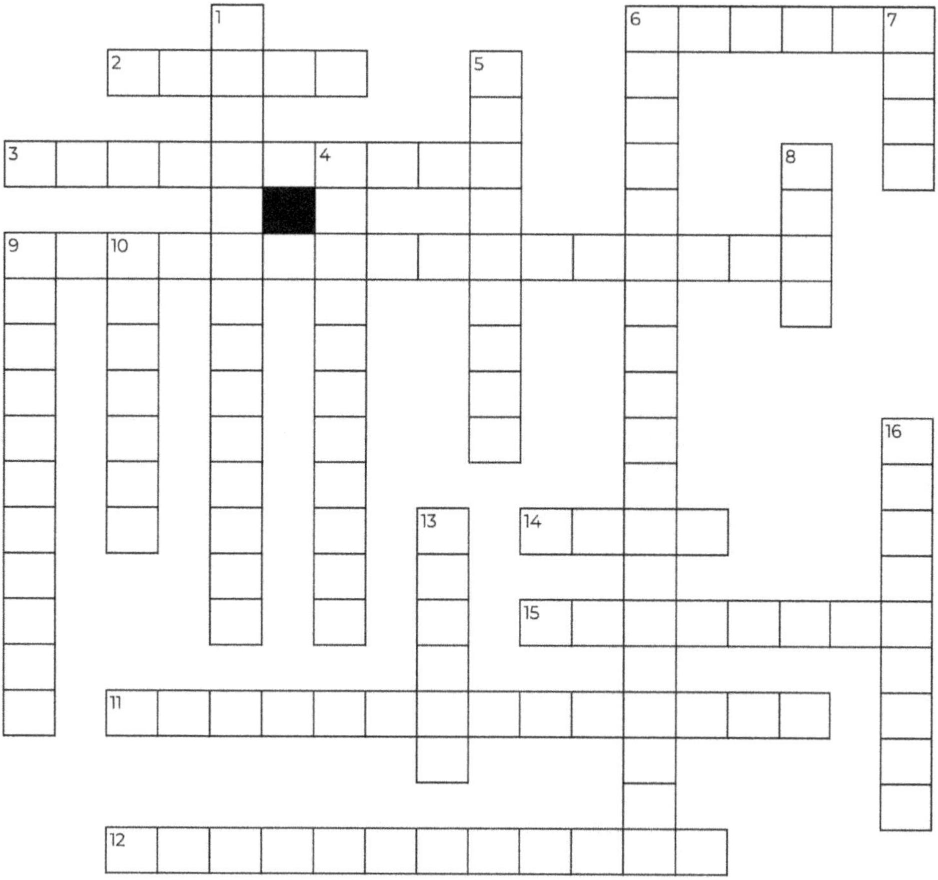

ROOTS & MEANINGS

Gastrointestinal System

abdomino	abdomen
palato	palate
uvulo	uvula
ano	anus
pancreato	pancreas
appendico	appendix
oro	mouth
	oral
urano	palate
peritoneo	peritoneum
atelo	incomplete
	imperfect
phagia	eating
stomato	mouth
submaxillo	lower jaw
bucco	face cheek

ceco	cecum
pharyngo	pharynx
procto	anus
	rectum
litho	stone
steato	fat
celio	belly
cheilo	lips
chilo	
sialo	salivary
sialadeno	salivary gland
lipo	fat
	lipids
pyloro	pylorus
laparo	abdomen
colo	colon
dipso	thirst

Gastrointestinal Root Words

l c q w e w p h a r y n g o y s q e a e d d p d e s

i o e f v s o a j k p d o o v a g k a n o r y n y t

t z o c u u k t n a s r o x d i t p w q a x l s l e

h a r i o b v u a c z n o l a p p e n d i c o c z a

o e o k y m z t k f r c g c v u t x l h e n r k p t

e s i a l a d e n o k e v z t l z l l o c h o c t o

l q k j k x u z j i g l a s y o d i p s o j i h x f

a b d o m i n o u t h i r t c b s i n d r b c e j b

p w z t q l d y c u d o n o o d u t g p h a g i a s

a m c h i l o t o v l t n m l c o r x k r b q l c i

r k l u l o l e k u v i h a o n v p a l a t o o i a

o a z d m s w e q l q b p t e n p g m n s a h w k l

u p e r i t o n e o v r t o d k b u c c o y v w x o

Gastrointestinal Root Meanings

b f s b r f k u n i z d y l o w e r j a w l m l p p

p a l a t e p s t o n e b q r h e s a l i v a r y h

a c l t l y c t p a n c r e a s u n l p e e o q l a

b e l l y i x t j x s v o f l v e a t i n g r a o r

d c w c j k v u u q y p z m k n d m n e p i c j r y

m h h l h r k a y m f h a p p e n d i x q s s j u n

e e p a i m p e r f e c t l r l d c r a b f a t s x

n e a h b p m n j y u q b m a c e r y v b d s i z t

m k g e o d i q m n g j c q l t n t f u g d c x z a

e o l b a i o d z u w l u e g t e v e v t x o z g n

k z u j f n x m s d j o a j c o f m o u t h l m m u

g e s t m w u p e r i t o n e u m b s l w n o u e s

r o l t h i r s t n y e t b d j m v f a t s n v m n

TEST YOUR KNOWLEDGE

Gastrointestinal System

Test what you learned from the previous word search puzzle. If you get stuck, refer back to the last word search to find the root word meanings.

Down

2. atelo
3. palato
7. laparo
11. ano
12. procto
13. cheilo
14. sialadeno
17. submaxillo
22. steato
24. litho
25. celio
26. pharyngo

Across

1. sialo
3. pancreato
4. urano
5. phagia
6. bucco
8. colo
9. peritoneo
10. dipso
13. lipo
15. oro
16. uvulo
18. stomato
19. ceco
20. appendico
21. pyloro
23. abdomino

Gastrointestinal Root Meanings

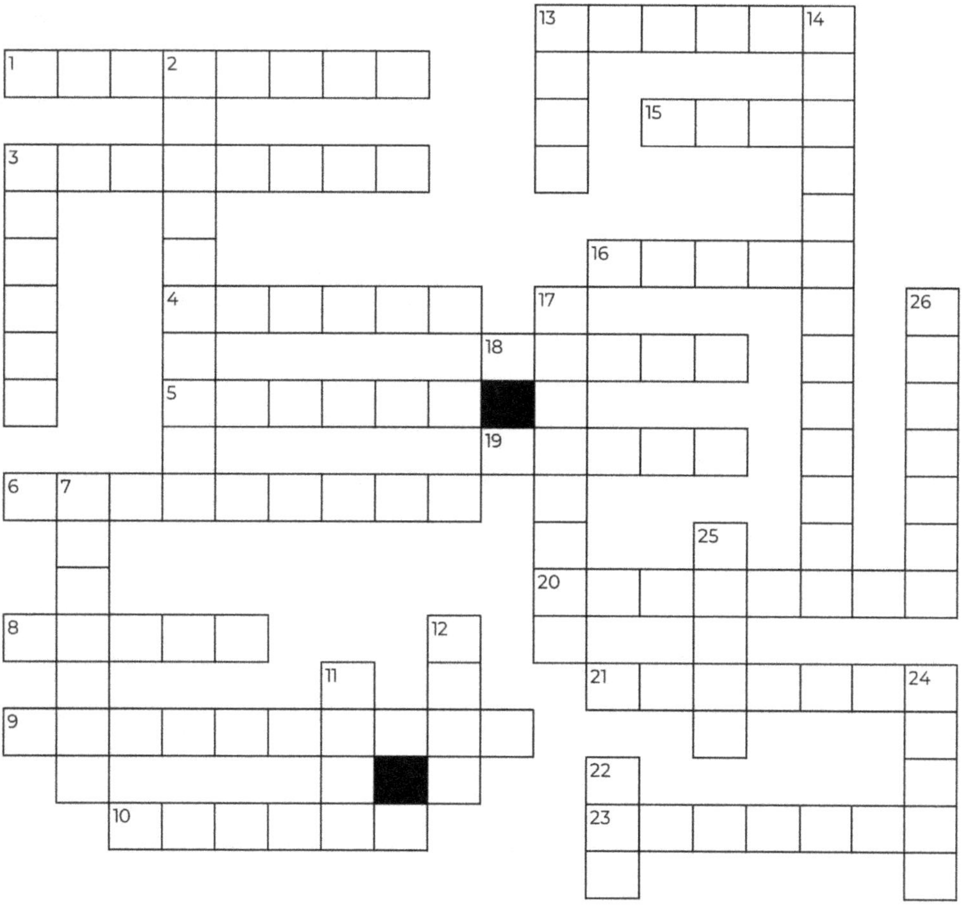

ROOTS & MEANINGS

Gastrointestinal System

dento	teeth
odonto	
duodeno	duodenum
entero	small intestine
gastro	stomach
gingivo	gums
glosso	tongue
linguo	
hepato	liver
ileo	ileum
jejuno	jejunum
labio	lips

ase	enzyme
chesia	defecation
chezia	
flux	flow
ectomy	surgical removal
iasis	abnormal condition
itis	inflammation
lithiasis	calculus
lysis	destruction
pepsia	digestion
prandial	meal

Gastrointestinal Root Words

c h e z i a g c a h e x p p o x w g q n o f p q q e
k j s r s h z v y c l l i n g u o l f c d p r h h c
d d b t g a s t r o w l v q n j x i b e o s a t x t
k u i y c k g n s h o j z q l j k t p s n f n d v o
v s o o l y s i s l h x e m b e l h i i t c d v z m
z c s d x r l s p d e n t o g j s i e y o s i s e y
g c m z e l i h g o p p m m w u t a z g n q a k y b
f l u x y n g l i m a s p a t n b s e t l w l c b v
s r t y x q o e n b t b s s q o c i z u c o n h t a
i j b g i p u e g l o o p e k g v s d q p s s e t t
e l j x t i a s i s w h b t s e n t e r o z u s g s
e r e d i c g r v l o l a b i o w u a v k j q i o n
a l i o s e t t o h t h f d a a p e p s i a w a a p

Gastrointestinal Root Meanings

r s s d b o o l y p l e t c a e s f z l v z l m p m
m t g y e v c x i t r s u r g i c a l r e m o v a l
u o b s b f f j q v p p f u m d x q f o i f r g a h
s m p d y t e d a d e s t r u c t i o n w s s j p k
a a h i o m j c x w d r x w e d j k w x m b l e m d
n c t g e x z n a f g r m l i p s t d z r g d j v u
z h s e c g u e i t p k m i n m h c a l c u l u s o
f y d s e s m a l l i n t e s t i n e b e m c n x d
h g z t m t b d r k c o r t a b r l u x i s s u z e
o q u i x t h a q r t e n j d l w j g e n z y m e n
a b n o r m a l c o n d i t i o n l v h s w d j h u
j e s n m f q u u r j g t o n g u e a w w p p w n m
l e f w t i l e u m q v a g i n f l a m m a t i o n

TEST YOUR KNOWLEDGE

Gastrointestinal System

Test what you learned from the previous word search puzzle. If you get stuck, refer back to the last word search to find the root word meanings.

Down

2. odonto
3. itis
5. iasis
6. entero
7. jejuno
10. lithiasis
11. pepsia
13. linguo
14. duodeno
19. flux

Across

1. lysis
4. hepato
8. ileo
9. ectomy
12. gingivo
15. chesia
16. ase
17. gastro
18. prandial
20. labio

CROSSWORD PUZZLE

Gastrointestinal Root Meanings

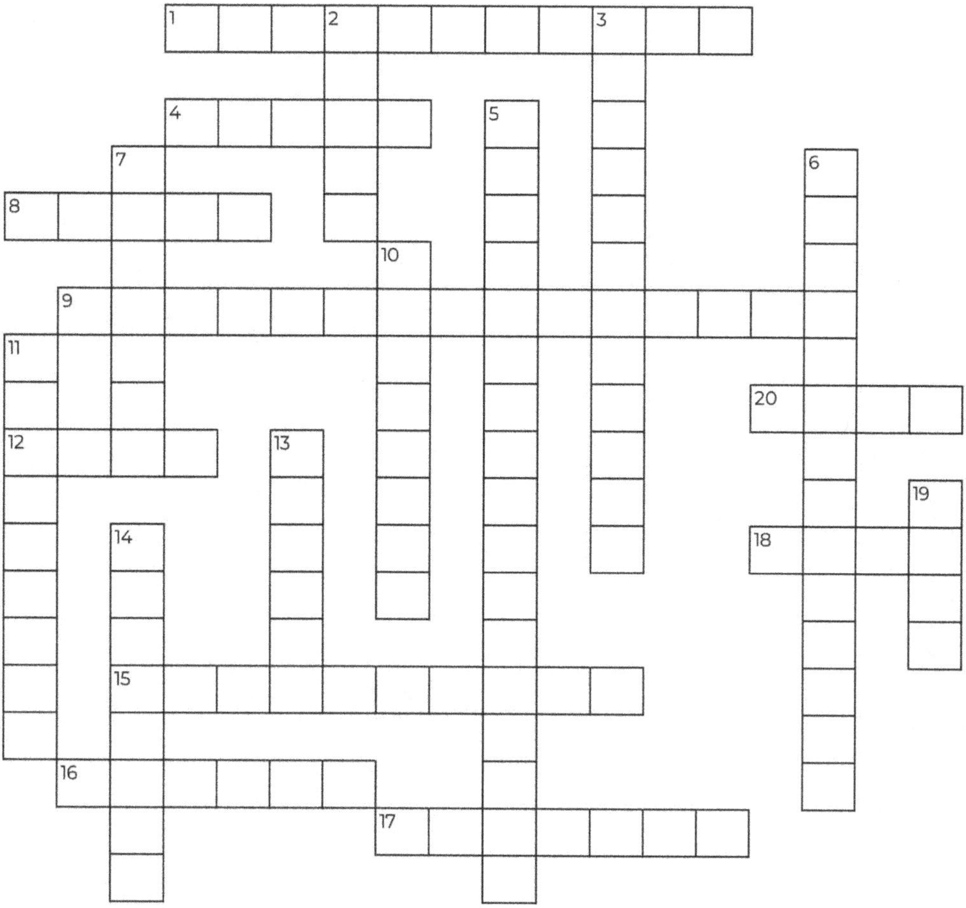

ROOTS & MEANINGS

Urinary System

albumino	albumin
azoto	nitrogen
cali	calyx
calico	
cortico	cortex
crypto	hidden
cysto	urinary bladder
dipso	thirst
glomerulo	glomerulus
glyco	sugar
hydro	water
ketono	ketones
litho	stone
meato	meatus
medullo	medulla
nephro	kidney
nocti	night
oligo	scanty
pyelo	renal pelvis
pyo	pus
reno	kidney
trigono	trigone
uro	urine
urino	urinary tract
uretero	ureter
urethro	urethra
vesico	urinary baldder

Urinary Root Words

b c f g t k m e a t o o r u k o u r e t h r o m w b
u o a m l n g b j c d j x r c h h k r s y i v y w i
w r k e h y u w u a n j q i z a n p y o d t g c e c
g t j d s x c m d l u e d n o l l z i h r v o y l z
h i l u a k d o g i d y p o g n r i s y o z w s b t
z c e l l h r e n o w k v h u l r l c e u d k t l u
s o e l b g w e e t p e q p r t o f p o b b u o k a
b y g o u h v c r y p t o u l o d m y v x o r q x u
o m j q m w u e v m n o c t i u u w e n t j e c a l
l o t d i p s o s i r n f q r r r s l r y a t e a i
i z g y n r x a v i z o w m a z o t o t u k e t n t
g e t k o z t c i h c u b u s l b k v x d l r k i h
o d d t r i g o n o p o g a l m w d r u z l o s f o

Urinary Root Meanings

a l g e u y z d r r d s p u x e c d o g h w b o m p
p l u u w r h o p y l t u r i n a r y b l a d d e r
k j b a m p i t r i g o n e z n e v n a v t g w a w
k n j u b e d n q r e n a l p e l v i s h e s w t g
l i i y m k d g a a b e i z j a f t t h u r c o u l
a g d q s i e u q r u r e t h r a x r r r q a b s o
v h y n r u n g l c y h y b r k e t o n e s n a z m
u t c w e j c k x l r t y t u r i y g r t a t i e e
h m o u a y s k a n a b r g h i s d e u e d y f x r
c a l y x l n u k x i u e a q i f u n d r v r u r u
q w q r t r e h g i v p z b c h r x z e i i w y y l
u r i n a r y b l a d d e r b t j s p u y r n a i u
g m c a p u s x x l r o y g o c o r t e x c b e w s

TEST YOUR KNOWLEDGE

Urinary System

Test what you learned from the previous word search puzzle. If you get stuck, refer back to the last word search to find the root word meanings.

Down

1. urethro
2. cysto
3. meato
9. glyco
10. medullo
11. reno

Across

2. urino
4. uretero
5. pyo
6. glomerulo
7. cortico
8. calico
9. oligo

CROSSWORD PUZZLE

Urinary Root Meanings

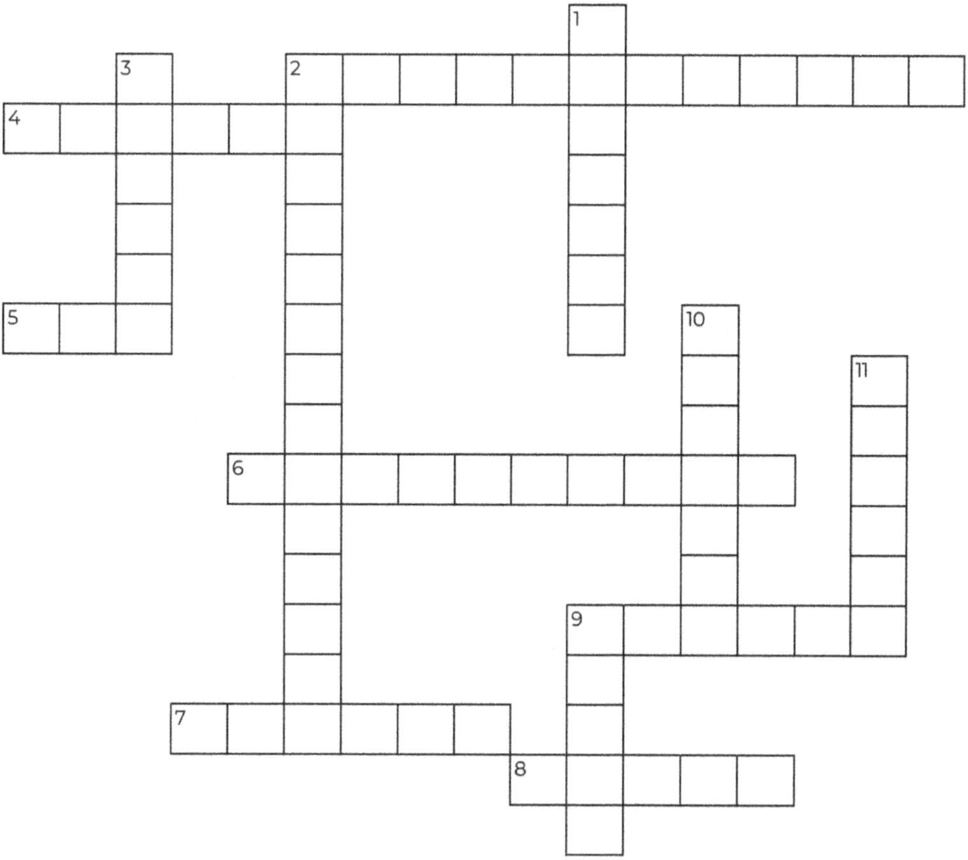

TEST YOUR KNOWLEDGE

Urinary System

Test what you learned from the previous word search puzzle. If you get stuck, refer back to the last word search to find the root word meanings.

Down

1. hydro
2. pyelo
5. azoto
10. nephro
12. crypto

Across

3. trigono
4. ketono
6. vesico
7. litho
8. uro
9. dipso
11. albumino
13. nocti

CROSSWORD PUZZLE

Urinary Root Meanings

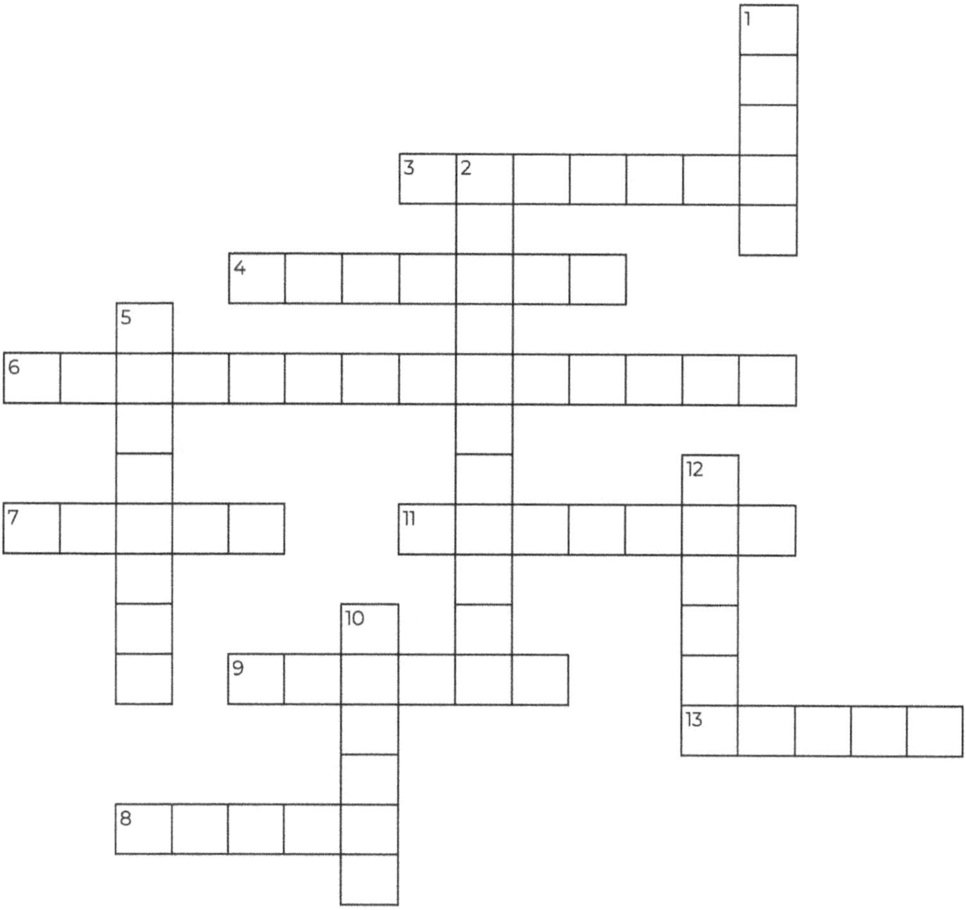

ROOTS & MEANINGS

Male Reproductive System

cele	hernia
ism	state of
megaly	enlargement
orrhea	excessive discharge
pexy	surgical fixation
plasty	surgical repair
andro	male
balano	glans penis
cryo	cold
crypto	hidden
epididymo	epididymis
genito	genitals
gonado	gonads
orcho	testis
orchido	testicle
phallo	penis
prostato	prostate gland
scroto	scrotum
spermo	spermatozoon
testo	testis
urethro	urethra
vaso	vas deferens
vesico	bladder
vesiculo	seminal vesicles

Male Reproductive Root Words

b t p k c p z o m f j j c d u a w e l m v e s i c o
u g h i o c d c r y o q e n g a n w y g s p a i c s
d x a y u r e v l c o l l z o r t d o e k i s w n c
b i l c v x r j w e h e e i n y c e r u y d y t z r
a a l w a f i h p g g o d k a s p l c o l i y p p o
l o o v s u x w e s i h b k d l t h h e d d t e h t
a z n d o h s o w a n g b k o q t t i b z y g x a o
n q y f x a j p g g g b x y k m a x d v h m l y s x
o t u i s m x l e j i p l a s t y t o h i o e u c c
o e j f p q g g n r i t j m w y l e x u r e t h r o
u s p t u y b y i u m u c r y p t o z w y m p r u r
z t x c p r o s t a t o s w n d m e g a l y l v l w
y o n f f r j v o o z w w v e s i c u l o d d h b h

Male Reproductive Root Meanings

s t a t e o f e f m y h v v p t b t i e t u u f w v
g p e n l a r g e m e n t m e g s e t m v r y u n a
e x e n g f m s b g j y j u n c j s w b d e l m x s
g s u r g i c a l f i x a t i o n t v v l t m m e d
l i t r m a a q l i j n a r s l w i z o v h y d p e
a k h e h a e x c e s s i v e d i s c h a r g e i f
n m e i s p t n t e s t i c l e r i f m c a w a d e
s z r g d t t o j k b w s u r g i c a l r e p a i r
p b n o y d i d z b l a d d e r d m w h d m i s d e
e s i n m o e s k o v i k s z g e n i t a l s s y n
n k a a k k k n p r o s t a t e g l a n d g l p m s
i q r d x c w h t z g n j s c r o t u m v j h j i f
s e h s z p f y l s e m i n a l v e s i c l e s s v

TEST YOUR KNOWLEDGE

Male Reproductive System

Test what you learned from the previous word search puzzle. If you get stuck, refer back to the last word search to find the root word meanings.

Down

1. pexy

3. phallo

4. genito

7. scroto

8. testo

9. plasty

10. megaly

11. crypto

Across

2. spermo

5. vesiculo

6. prostato

12. gonado

Male Reproductive Root Meanings

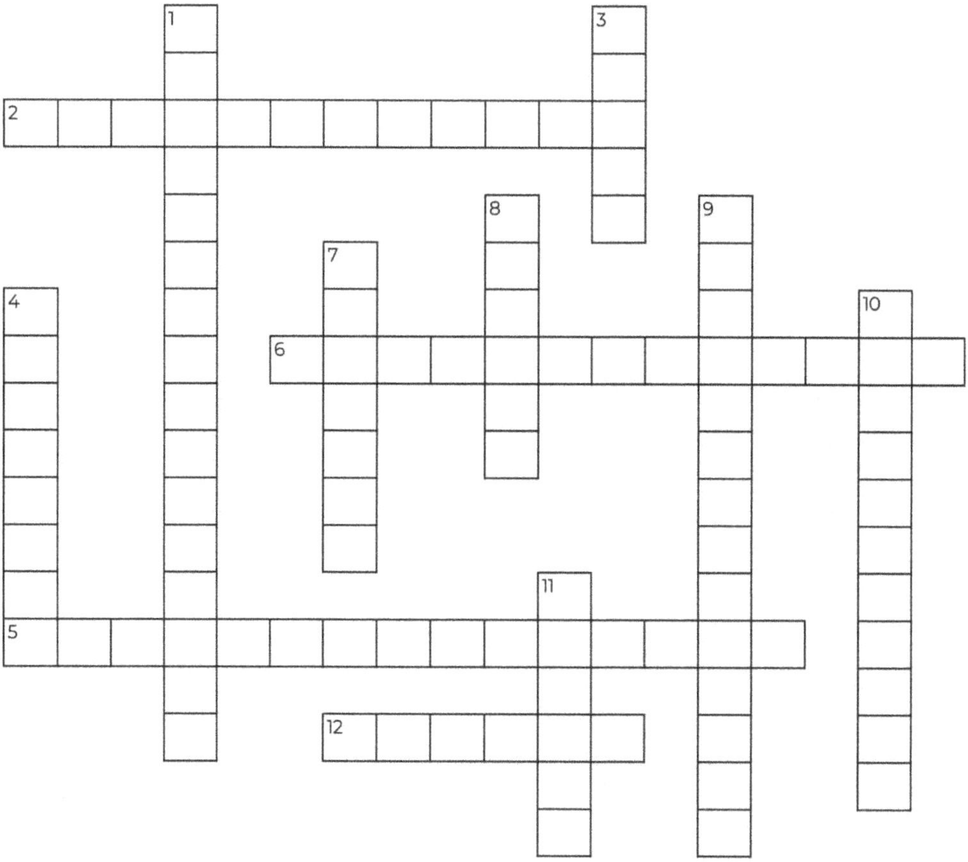

TEST YOUR KNOWLEDGE

Male Reproductive System

Test what you learned from the previous word search puzzle. If you get stuck, refer back to the last word search to find the root word meanings.

Down

1. cryo
2. vesico
5. urethro
8. orrhea
9. orchido
10. balano

Across

3. vaso
4. cele
6. epididymo
7. ism
11. andro
12. orcho

Male Reproductive Root Meanings

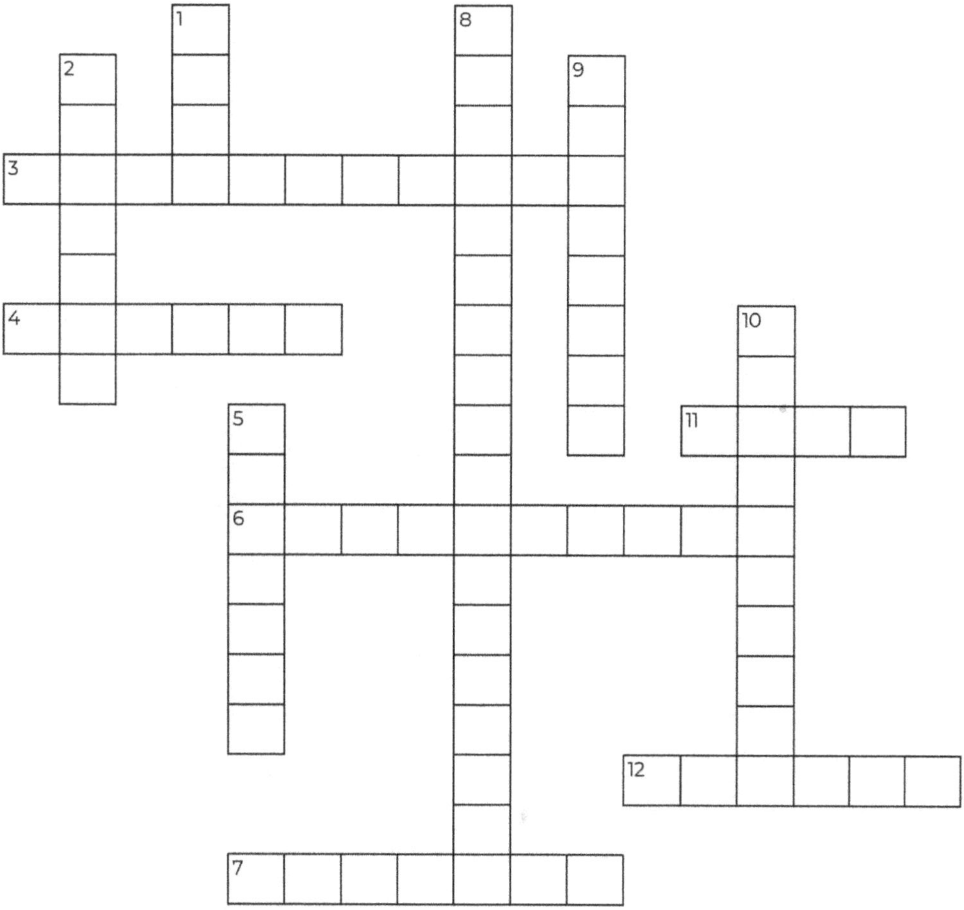

ROOTS & MEANINGS

Female Reproductive System

ante	before
dys	difficult
nulli	none
cyesis	pregnancy
lipsis	fall
para	bearing
rrhagia	excessive flow
tocia	labor
cervico	neck
chorio	chorion
vagino	vagina
culdo	retrouterine pouch
episio	vulva
fimbrio	fimbria
galacto	milk
gonado	ovaries
gyno	woman
hymeno	hymen
hystero	uterus
laparo	abdomen
mammo	breast
metrio	uterus
myometrio	myometrium
nato	birth
omphalo	umbilicus
ovo	egg
ovi	ovum
ovari	ovary
papillo	nipple
pelvi	pelvis
puerpero	childbirth
salpingo	fallopian tube

Female Reproductive Root Words

r b e z c g q c u l d o q x q p b w e o m p h a l o

r n p h m x g r g y l p a p i l l o r g o g d u m e

h z i t b q y i q a o s c j c y e s i s v c a w e z

a i s p o d n p t n l m f h p p e o y c a n v q t j

g g i t a c o a x t b a q u o r m j p c r b a b r p

i r o o z o i c t e a r c i r r s a l p i n g o i a

a t s n l a p a r o l b w t j i i y m m u a i h o r

x z y n a c f v g m w l b d o t q o t m c z n y c a

m a m u z d y f i m b r i o y t i d y s o r o s m l

y p e l v i o d g l n x f p b h y m e n o n n t a o

s p x l q c e r v i c o e g s h m g a c p u o e n o

x q i i m m k d g o d w v z v i m p u e r p e r o v

m y o m e t r i o h u m z o v m s y w m n d n o t i

Female Reproductive Root Meanings

f t f v f t m a g p n h a b d o m e n p g x u m w l

i r c b e a r i n g e e g x s f t f f k s w t w p o

m i h d e y l v l b y l b i r t h r j f u w e e k v

b n i p p l e l l k n e v f j m w o m a n b r v e a

r h l n z w s p o k v a g i n a j m y k l k u u u r

i l d u t e r u s p d m a o s k a b o x a a s l m i

a i b q e x c e s s i v e f l o w y m q b k g v b e

i b i e m f t g k o c a r c t e j b e f o r e a i s

w p r e g n a n c y v b n e c k g n t y r s n b l z

a d t r v e y l u x k a o t t y f g r w p o n k i j

j c h o r i o n l r e t r o u t e r i n e p o u c h

l b m z l u h y m e n y b y s b o v u m c l n o u l

d i f f i c u l t k e h o y n g e k m t b r e a s t

TEST YOUR KNOWLEDGE

Female Reproductive System

Test what you learned from the previous word search puzzle. If you get stuck, refer back to the last word search to find the root word meanings.

Down

1. para
4. salpingo
5. mammo
7. papillo
10. chorio
11. metrio
15. ovari

Across

2. hymeno
3. cyesis
6. rrhagia
8. nato
9. gyno
12. vagino
13. ante
14. nulli
16. episio

Female Reproductive Root Meanings

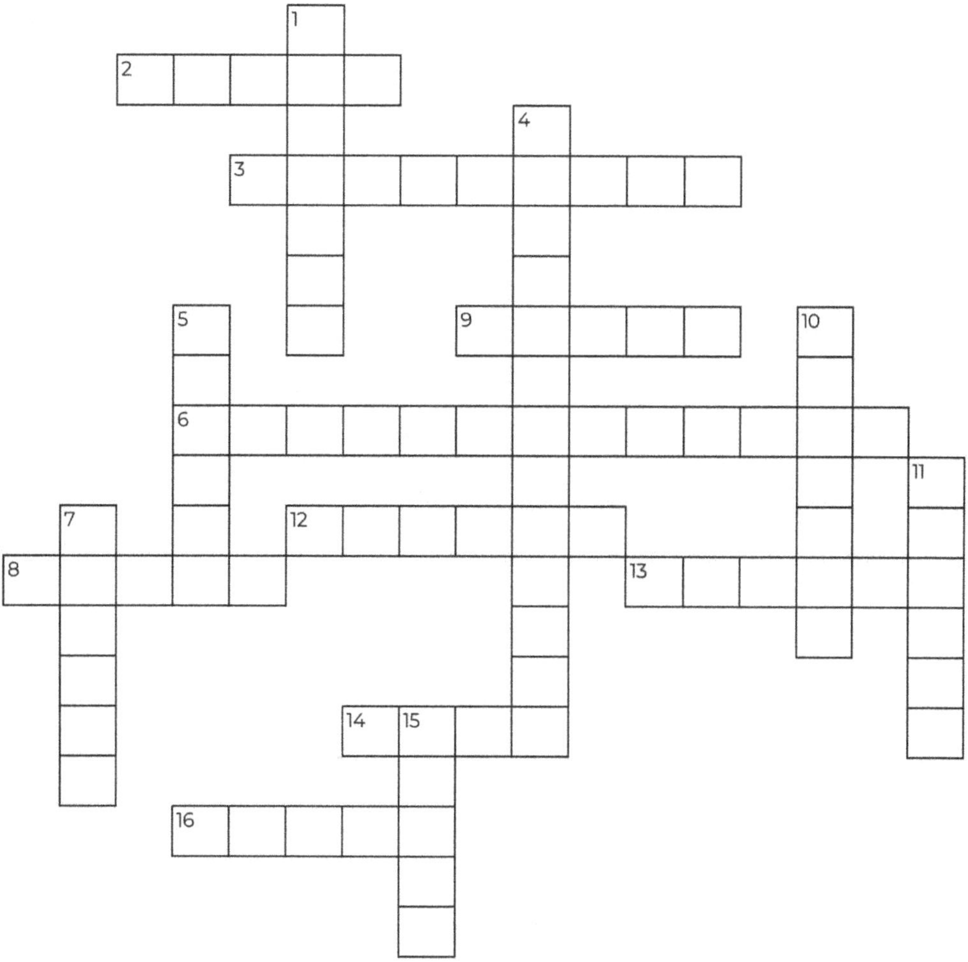

TEST YOUR KNOWLEDGE

Female Reproductive System

Test what you learned from the previous word search puzzle. If you get stuck, refer back to the last word search to find the root word meanings.

Down

2. omphalo
4. culdo
6. ovo
8. lipsis
9. gonado
11. cervico
15. hystero

Across

1. tocia
3. fimbrio
5. laparo
7. dys
9. ovi
10. pelvi
12. myometrio
13. galacto
14. puerpero

Female Reproductive Root Meanings

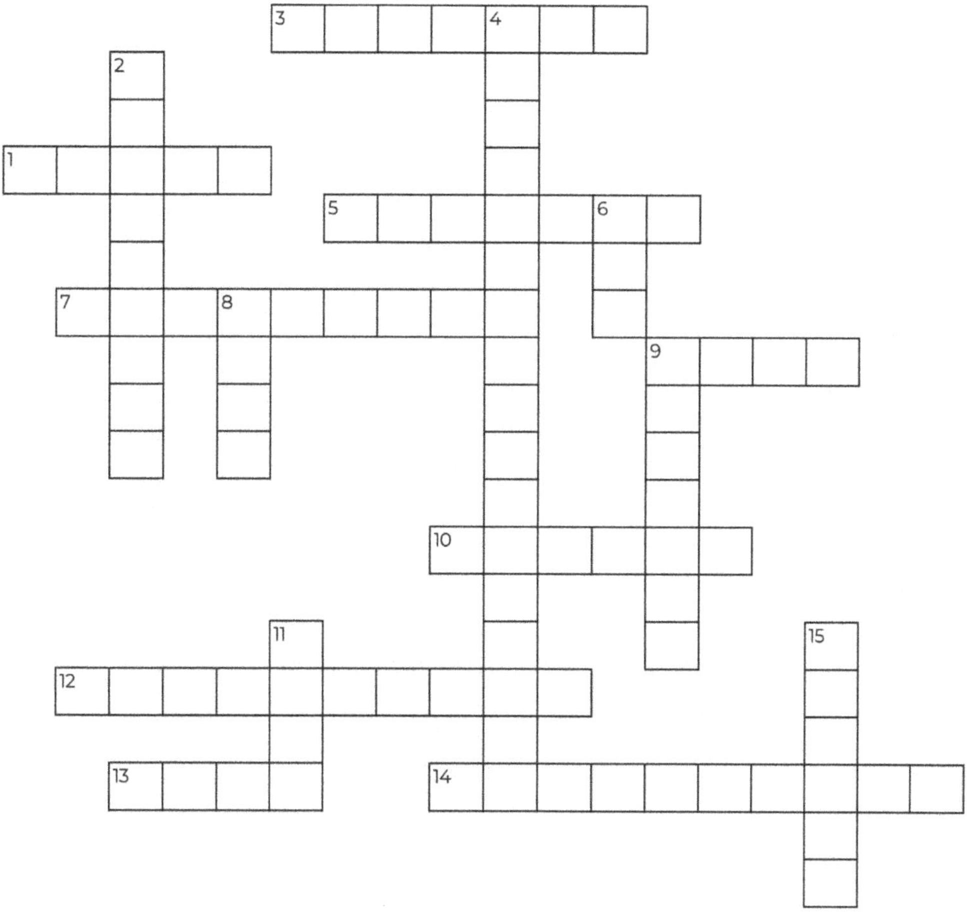

ROOTS & MEANINGS

Female Reproductive System

colpo	vagina
vulvo	vulva
lacto	milk
gyneco	woman
masto	breast
metro	uterus
nati	birth
ovulo	ovum
thelo	nipple
tubo	tube
umbilico	navel
oophoro	ovary
peri	around
primi	first
secundi	second
parous	bringing forth
endometrio	endometrium

salpinx	fallopian tube
gravida	pregnancy
obstetro	midwife
perineo	perineum
feto	fetus
amnio	amnion
neo	new
myo	muscle
utero	uterus
oligo	scanty
optosis	sagging
orrhaphy	suture
meno	menstruation
otomy	incision into
orrhea	discharge

Female Reproductive Root Words

n g f i k p x t u b o w v m n x f s o g r a v i d a
e y c m n w r c y e p p d v y x d e u t k i d m s n
o n h s a l p i n x t j v q n o s c t n o a k a m u
z e v p t f m j m h o j d u p z w u q o s m a s e o
i c z b i h f j e i s g k q l c f n u r a p y t x r
d o b s t e t r o u i i p b d v r d z r t g a o g r
o l z n w y h e p m s m r a i m o i x h i h k i l h
r o w c o l p o f b e k n p r v e x h e u h e d v a
k e p k i q c y n i q o v u l o i n z a t j j l y p
w i v h z o s l n l l e i i p v u b o p e r i p o h
m e t r o v p e r i n e o d d f c s y m r t g z q y
q t h e i r z s s c c k p r h l a c t o o i d q l e
r w a m n i o c b o l i g o n k e n d o m e t r i o

Female Reproductive Root Meanings

b k i z p b h h i v f f d j b a r o u n d w b q s e
r r v c m e n s t r u a t i o n s f z h b e r c a n
m q i u t e r u s t w l l o s l m i d w i f e a g d
i t p n j r r i g u o t v l i c d i o i l n a m g o
l p m i g o e w n b d m b a o t h q v m i z s n i m
k r o z m i n a v e l d i k n p n a a z u q t i n e
s e c o n d n b t u u e r i b v i g r f i s w o g t
g g l t e v a g i n a m t n b b p a y g u c c n q r
k n e w i u f l f o e g h l w d p k n r e t o l d i
q a k i n c i s i o n i n t o b l a q t p v e i e u
y n n l q j r s n m r s s b m v e g e i u h c r d m
s c a n t y s o b i b t t n a p u o b q k b q t u l
o y t r s u t u r e x i h k n h a m w p n f e t u s

TEST YOUR KNOWLEDGE

Female Reproductive System

Test what you learned from the previous word search puzzle. If you get stuck, refer back to the last word search to find the root word meanings.

Down

2. otomy
3. optosis
6. gravida
7. nati
9. lacto
12. gyneco
14. utero

Across

1. thelo
4. salpinx
5. colpo
8. parous
10. primi
11. amnio
13. oophoro
15. perineo
16. secundi

Female Reproductive Root Meanings

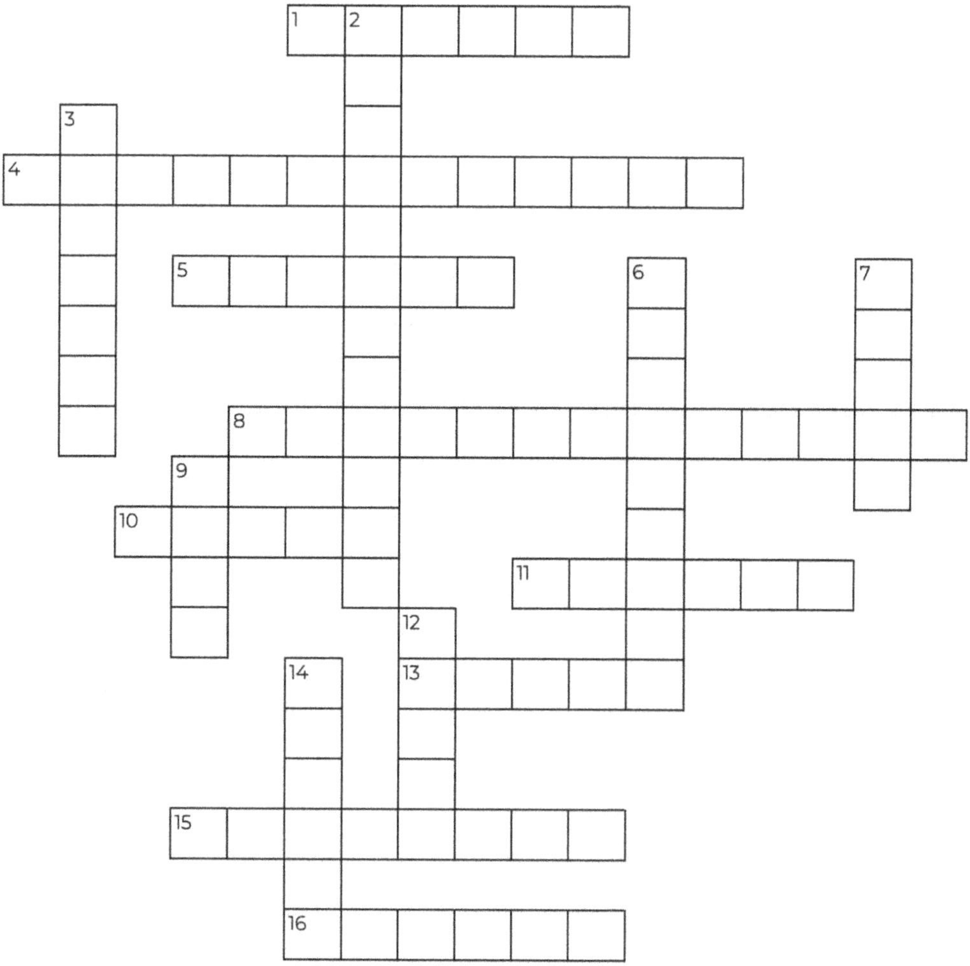

TEST YOUR KNOWLEDGE

Female Reproductive System

Test what you learned from the previous word search puzzle. If you get stuck, refer back to the last word search to find the root word meanings.

Down

1. myo
3. obstetro
4. feto
6. orrhaphy
8. meno
9. ovulo
13. umbilico
14. masto
16. peri

Across

2. endometrio
5. tubo
7. vulvo
10. metro
11. oligo
12. orrhea
15. neo

Female Reproductive Root Meanings

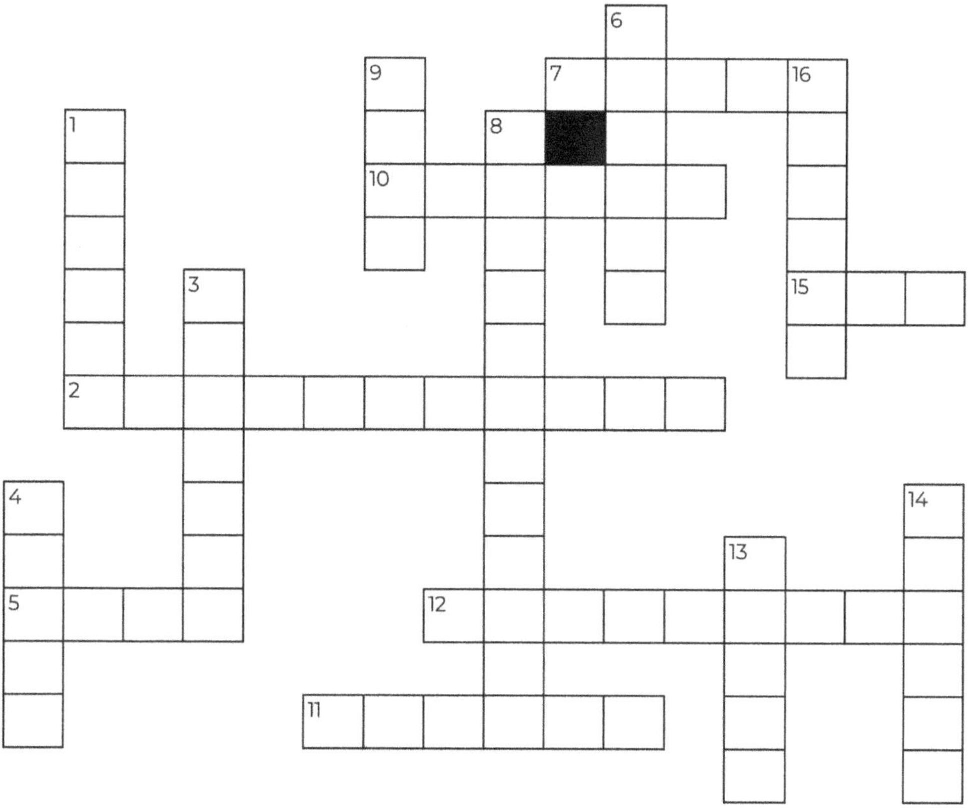

www.ingramcontent.com/pod-product-compliance
Lightning Source LLC
Chambersburg PA
CBHW050910160426
43194CB00011B/2349
9798218489465